JN085843

とにかく使える

急変対応

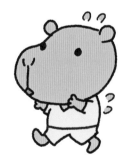

編

道又元裕
露木菜緒
清水孝宏
後藤順一

照林社

はじめに

　臨床における「急変」は、患者状態の急激な悪化です。状態悪化の原因はさまざまですが、潜在的あるいは顕在的に存在する疾病や組織・臓器などの障害などにより、生体の種々の予備能が低下し、身体に不都合な変化に対応する恒常性の代償機転の「急激な破綻」であることは共通しています。

　急変は、疾病や病態の重症度にかかわらず緊急性が高いため、現在の状態から可及的すみやかに回復させることが必要です。その機を逃してしまうと、短時間内に患者の命が失われてしまう可能性がきわめて高くなります。

　急変状態となった患者の多くは、誰が見ても「異常だ」と判断できるサインや症状を示します。しかし、その状態に至る前にも、患者は何かしらのサインや症状（前ぶれサイン）を発していることが多いです。前ぶれサインは「注意深く観察してもよくわからないもの」「注意深く観察すればわかるもの」「意図的に観察すれば、わりとわかるもの」までさまざまです。しかし、これまでの急変事例から、急変の前ぶれを教えてくれる代表的サインは「呼吸数の変化と意識状態」だということがわかってきています。

　患者を観察した結果、「急変の前駆状態かも…」「急変だ」と判断するためには、根拠となるアセスメント、特にフィジカルアセスメントの能力が必要です。この能力に経験とセンスが加わると、意味ある意図的な観察行動となり、患者状態の異常をいち早く察することができるようになります。

　しかし、最も大切なのは「いつもと違う、何かおかしい」と思えるように、患者状態を日ごろからしっかり観察することです。つまり、急変やその前駆状態の早期発見は「出会い」から始まるのです。

しかし、この「出会い」は「意図的に出会う」ための行動がなければ成立しません。つまり、患者が発するサインを「異常だ」と判断しなければ、前ぶれサインは単なる「データ」にすぎません。データは、異常だと判断されてはじめて、意味づけされた重要な「情報」に変わるのです。だからこそ、急変対応には、異常と正常を見きわめるためのフィジカルアセスメントの知識と、常に「患者の状態が正常ではないかもしれない」という疑いの思考・観察行動が不可欠なのです。

　急変した患者のアウトカムは、急変対応の質（急変への気づきとそのタイミング、対応のスピード、円滑かつ適切な処置）によって大きく左右されます。したがって看護師にとって、いつ遭遇するかもしれない急変への適切な対応を学び、実践することが求められます。本書はとても小さな書籍ではありますが、急変対応のポイント、急変サイン・前ぶれサインをいかにして見つけるか、そして、そのサインがどのような危険を意味するのかなどを、１冊にギュッと凝縮しています。

　本書の初版『知ってて安心　急変対応』（照林社、2013年刊）から10年が経過します。その間、急変対応の基本軸は変わらないものの、実践方法などが改変・追加されたため、内容を大きく見直しました。いざ「患者が急変した！」というときに、現場で役立つ１冊であることは間違いありません。いざというときのお守りとして、また、後輩指導のお供として、この１冊をポケットに忍ばせていただければ幸いです。

2023年1月

編者を代表して

道又　元裕

≡CONTENTS≡

PART 1　急変対応の基本

見逃せない検査値異常

こんなときどうする？ 特殊な状況下での対応

PART 4　急変時によく使う物品・薬剤

物品チェックのポイント

ここもおさえて!

<table>
<tr><td>PART 5</td><td>おさえたい4つのワザ</td></tr>
</table>

「伝える」技術

日ごろからの備え

編集・執筆者紹介 ────────

道又 元裕（みちまた ゆきひろ）
一般社団法人 Critical Care Research Institute（CCRI）代表理事

露木 菜緒（つゆき なお）
一般社団法人 Critical Care Research Institute（CCRI）
集中ケア認定看護師

清水 孝宏（しみず たかひろ）
一般社団法人 Critical Care Research Institute（CCRI）
クリティカルケア認定看護師

後藤 順一（ごとう じゅんいち）
河北総合病院看護部
急性・重症患者看護専門看護師

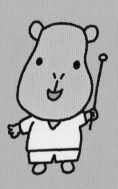

急変対応の
基本

緊急度の見きわめ

「NEWS」による心停止リスク判定

	3	2	1	0	1	2	3
呼吸数	≦8		9-11	12-20		21-24	≧25
SpO₂	≦91	92-93	94-95	≧96			
酸素投与		あり		なし			
体温	≦35.0		35.1-38.0	36.1-38.0	38.1-39.0	≧39.1	
収縮期血圧	≦90	91-100	101-110	111-219			≧220
心拍数	≦40		41-50	51-90	91-110	111-130	≧131
意識状態				A			V P U

A：alert（覚醒している）　V：responsive to voice（声かけに反応）　P：responsive to pain（痛みに反応）
U：unresponsive（無反応）

急変リスクの判定基準
- 低リスク：スコアの合計が0　もしくは　1〜4
- 中等度リスク：スコアの合計が5〜6 もしくは スコア3が1つでもある
- 高度リスク：スコアの合計が7以上

National Early Warning Score (NEWS). [cited 2016 Sept16] Available
https://www.rcplondon.ac.uk/projects/outputs/national-early-warning-score-news

Point 「NEWS」は、緊急度の見きわめにも使える
- NEWS は、入院中患者の急変リスクの発見に用いる。
- 「呼吸数」「SpO₂」「酸素投与の有無」「体温」「収縮期血圧」「心拍数」「意識状態」の7項目の数値をスコア化し、合計点が高いほど突然の心停止リスクが高くなる。
- 「酸素投与目標の異なる患者の評価」や「医療者が感じる違和感」も点数に反映するNEWS2 スコアもあるが、ここでは一般的に普及している NEWS を提示する。

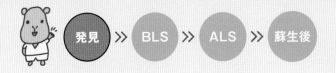

RRSコール基準：急変の前兆と判断する指標

収縮期血圧	90mmHg以下または200mmHg以上
呼吸数	25回/分以上または10回/分以下
脈拍	120回/分以上 50回/分以下
尿量	50mL/4時間以下
SpO₂	90%以下
意識	急激な意識状態の変化
その他	説明できない異和感（「何か変」と感じる）

2項目以上該当したら
RRSコール

Point 「急変」する数時間前に前兆があることが多い

● RRS（院内迅速対応システム）は、急変の前兆として現れることが多い症状を早期に認識し、早期に介入するためにつくられたシステム。

● 各施設により、さまざまなRRSコール基準が設定されているが、おおむね上記がRRSコール基準に該当する。

● RRSコール基準に該当したら、すみやかに応援を呼ぶなどの対応が必要。

Point 「呼吸数の増加」を見過ごさない

● 症状の安定している患者でも**呼吸数の測定**は重要である。

● 一見、軽症とみられる患者に対し、呼吸数測定が行われず、頻呼吸となってから気づく場合がある。

急変の予兆を最も鋭敏に反映するのは、呼吸数の変化だともいわれています。日ごろから、呼吸数を1分間測定する習慣をつけておくことが大切です

急変時の役割分担

受け持ち看護師(発見者)

意識・呼吸・循環の確認

急変
発見

応援要請
- ドクターコール依頼
- 心電図モニター、AED、救急カート依頼

心肺停止時は
胸骨圧迫を開始

2分ごとに交代

機材が到着したら
心電図モニターを装着
安全確認しながらAEDを実施

脈が戻ったら
バイタルサイン測定

呼吸停止時は
気管挿管の準備・介助

できないときは、
できる人と交代

昇圧薬・輸液の準備

Point 新人看護師の役割

1. リーダー看護師に自分の役割を確認する
2. 心電図モニターや救急カートを持っていく
3. 胸骨圧迫を2分ごとに交代する
4. 可能なら記録を担当する(1分単位で正確に)

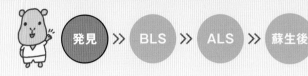

発見 >> BLS >> ALS >> 蘇生後

リーダー看護師

役割采配

記録担当者がいなければ自分で記録

情報共有
● 何を実施しているのか声に出して伝える

背板の挿入を指示・介助
バッグバルブマスク換気（二人法で）

ベッドなど背面がやわらかい場所なら背板は必須

AED実施後や心電図波形変化時は
頸動脈触知、循環の有無を伝達

胸骨圧迫の確実性、AED実施時の安全確認など
スタッフの手技を確認

不十分なときは交代

医師が到着したら
経過報告、輸液・気管挿管の指示確認

提案が必要なことも

環境調整、家族への連絡調整

(Point) リーダー看護師が"忘れがち"な大事なこと

● 集まったスタッフの役割采配をするときは**記録担当者**を忘れない（記録を担当できるスタッフがいない場合は、リーダーが記録する）。
● **情報共有**するときは、「何を実施しているか」声に出してチームに伝えて共有し、記録担当者が何を記録するのか明確にする。
● **環境調整**では、個室や処置室または ICU への移動などを検討し、調整する。

BLSの流れ

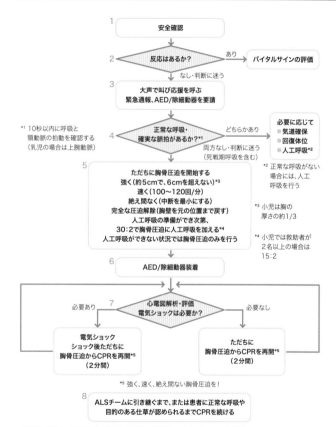

1　安全確認

2　反応はあるか？　→　あり　→　バイタルサインの評価

↓　なし・判断に迷う

3　大声で叫び応援を呼ぶ
　　緊急通報、AED/除細動器を要請

*1 10秒以内に呼吸と
　頸動脈の拍動を確認する
　（乳児の場合は上腕動脈）

4　正常な呼吸・
　　確実な脈拍があるか？*1　→　どちらかあり

必要に応じて
● 気道確保
● 回復体位
● 人工呼吸*2

両方なし・判断に迷う
（死戦期呼吸を含む）

*2 正常な呼吸がない
　場合には、人工
　呼吸を行う

5　ただちに胸骨圧迫を開始する
　　強く（約5cmで、6cmを超えない）*3
　　速く（100〜120回/分）
　　絶え間なく（中断を最小にする）
　　完全な圧迫解除（胸骨を元の位置まで戻す）
　　人工呼吸の準備ができ次第、
　　30:2で胸骨圧迫に人工呼吸を加える*4
　　人工呼吸ができない状況では胸骨圧迫のみを行う

*3 小児は胸の
　厚さの約1/3

*4 小児では救助者が
　2名以上の場合は
　15:2

6　AED/除細動器装着

7　心電図解析・評価
　　電気ショックは必要か？

必要あり　←　　　　→　必要なし

電気ショック
ショック後ただちに
胸骨圧迫からCPRを再開*5
（2分間）

ただちに
胸骨圧迫からCPRを再開*5
（2分間）

*5 強く、速く、絶え間ない胸骨圧迫を！

8　ALSチームに引き継ぐまで、または患者に正常な呼吸や
　　目的のある仕草が認められるまでCPRを続ける

日本蘇生協議会：JRC蘇生ガイドライン2020. 医学書院, 東京, 2020:51. より転載

発見 >> BLS >> ALS >> 蘇生後

判断のポイント

反応はあるか の判断

● 呼びかけて、傷病者の肩を軽くたたきながら声をかけて、反応の有無を確認する。
● 何らかの反応があっても、応答ができない、目的あるしぐさが見られないときは、「反応なし」とみなす。
   ➡ 目的あるしぐさの例：手をはらいのける、顔をしかめる、など。引きつるような動き（心停止直後にみられるけいれん）は「反応なし」と判断する。

応援要請 の方法

● 医療施設内であれば、施設内の緊急コール（スタッフコール、コードブルー）を発動。
● 医療施設外で、周囲に誰もいなかった場合、スマートフォンや携帯電話で消防署に連絡する。
   ➡ 電話をスピーカーモードにして横に置いてハンズフリーとして、即座に胸骨圧迫を開始する。

正常な呼吸・確実な脈拍があるか の判断

● 意識がなく、無呼吸やあえぎ呼吸（死戦期呼吸）で、脈が 10 秒以内に確認できなければ胸骨圧迫を開始する。
● 「意識がなく、心臓が動いている場合（例：失神など）」に、胸骨圧迫をしても大丈夫。
   ➡ 判断に迷う場合は、即、胸骨圧迫を開始すべきである。

電気ショックは必要か の判断

● VT（心室頻拍）や VF（心室細動）の状態にある場合には、電気ショックが必要となる。
   ➡ 心停止の場合、電気ショックは無効であり、胸骨圧迫が重要となる。
● 心停止の場合、AED は「電気ショックが必要ではない」と判断するため、早急に絶え間ない胸骨圧迫を行う必要がある。

基本手技① 胸骨圧迫

胸骨圧迫の方法

（Point）「胸骨の下半分」を「手の付け根」で圧迫する

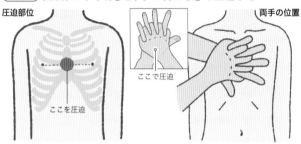

圧迫部位

ここを圧迫

ここで圧迫

両手の位置

● 利き手を上に重ね、下の手の付け根を「胸骨の下半分」に当て、圧迫する。

（Point） 肘を曲げず、垂直に圧迫する

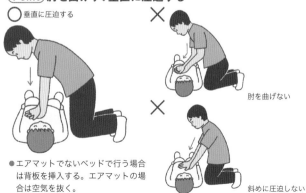

○ 垂直に圧迫する

肘を曲げない

斜めに圧迫しない

● エアマットでないベッドで行う場合は背板を挿入する。エアマットの場合は空気を抜く。

質の高い胸骨圧迫

強く 胸壁が「5cm以上6cm以下」沈むくらいの強さ

● 6cm 以上の圧迫では臓器損傷が起こる。
● 「胸壁が5cm以上沈む強さ」は、かなりの力を必要とする。
  ➡ 胸骨圧迫を同じ人が実施し続けると、疲労により、有効な圧迫を維持できなくなる。
● 1～2分ごとに実施者を交代し、有効な胸骨圧迫を維持する必要がある。
  ➡ 実施者を交代する際は、中断時間を可能な限り短くするため、すばやく交代することが大切である。

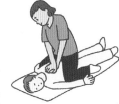

患者にまたがった姿勢(Straddling)で胸骨圧迫を行うこともある。

早く 100～120回/分・一定のリズムで

● 一定のリズムを保つには、音楽に合わせてリズムをとるのが有効。
  ➡ 適切なリズムの音楽の例：「どんぐりころころ」「アンパンマンのマーチ」「ドラえもんのうた」「帰ってこいよ」「世界に一つだけの花」など。
● 小児も「100 ～ 120 回 / 分」の速さで圧迫する。

絶え間なく 中断を最小限に

● 胸骨圧迫を中断するのは、AED 解析と電気ショック時のみとする。

完全な圧迫解除 「圧迫→解除」を繰り返す

● 圧迫したら、胸壁を完全に戻すことが大切である。
● 胸によりかかるようにしてはならない。

基本手技② 人工呼吸

気道確保

Point 基本は「頭部後屈あご先挙上法」

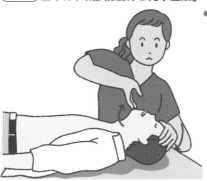

● 手を「あご」と「額」にあて、患者の鼻の穴が天井を向くようにあご先を上げる。

Point 頸椎保護を要するときは「下顎挙上法」

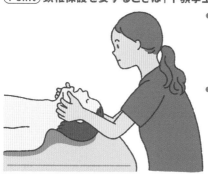

● 頸椎損傷の疑いがあるときは、用手的頸椎保護を行い、下顎挙上法で気道確保する。
　➡ 頸椎カラーが手元にある場合は使用する。
● 頭蓋骨骨折が疑われる場合は、経口エアウェイが推奨される。
　➡ 経鼻エアウェイは、頭蓋底骨折の場合は使用禁忌である。

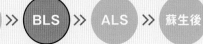
1

B
L
S

人工呼吸

バッグバルブマスク（BVM）換気

Point マスク固定は「EC法」か「母指球圧迫法」

EC法 　　　　　　　　　　　　　　母指球圧迫法

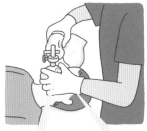

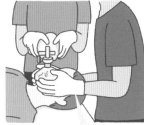

「C」の形でマスクを密着させる 　「E」の形で下顎挙上をキープ

1人はマスク固定に専念

● 1人で行う場合はEC法、2人で行える場合は母指球圧迫法を選択する。

Point 成人の場合は「30：2」で「1/3程度バッグを押す」

● 胸骨圧迫30回に対して、2回の人工呼吸を行う。
● 換気量は6〜7mL/kg（体重50kgの成人は300〜350mL）なので、使用するバッグの全容量を確認し、「押し込む程度」によって換気量を判断する。
　➡ 通常、成人用バッグの容量は1,500mLまたは1,000mLなので、バッグの1/3程度を圧迫することで、300〜400mL程度の換気量が得られる。
● 「バッグバルブマスク換気」と「気管挿管」の間で、生存率に差はない。そのため、バッグバルブマスクで換気できているなら、急いで気管挿管を行う必要はない。

基本手技③ AED（自動体外式除細動器）

パッドの貼り方

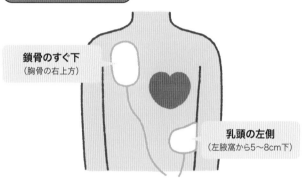

鎖骨のすぐ下
（胸骨の右上方）

乳頭の左側
（左腋窩から5〜8cm下）

- 「心臓を挟むように」パッドを貼る。
- 電源を入れ、パッドを装着したら、コネクタをつなぐ。
  - ➡ コネクタをつなぐと、自動的にリズムチェックが始まる。
- ペースメーカーや ICD（植込み型除細動器）などが埋め込まれている場合は、数 cm 離れた部位にパッドを貼る。
- 貼付剤（オピオイドや喘息治療薬など）が貼られている場合は、はがしてからパッドを貼る。

CPR再開のタイミング

- AED のリズムチェックで「**ショック適応**」ならば、ただちに電気ショックを行う。
- ショック後、即 CPR を再開し、2 分間（AED がリズムチェックを告げるまで）継続する。
  - ➡ リズムチェックの結果、AED で「ショック適応なし」なら、CPR 2 分後、AED 指示に従う。
- CPR と AED リズムチェックは、ALS チーム到着まで繰り返す。

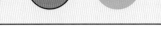
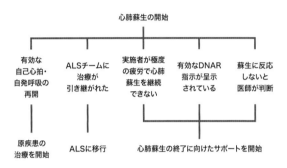

心肺蘇生の「やめどき」

心肺蘇生の開始

有効な 自己心拍・ 自発呼吸の 再開	ALSチームに 治療が 引き継がれた	実施者が極度 の疲労で心肺 蘇生を継続 できない	有効なDNAR 指示が呈示 されている	蘇生に反応 しないと 医師が判断
原疾患の 治療を開始	ALSに移行	心肺蘇生の終了に向けたサポートを開始		

- 心肺蘇生努力終了の判断要素は、以下の5つである。
  ① CPR 開始までの時間
  ②除細動開始までの時間
  ③合併症の有無
  ④心停止前の状態
  ⑤心停止時の最初の心リズム
- DNAR(do not attempt resuscitation)は、「心肺蘇生を行っても生還する可能性が低い場合には、心肺蘇生の実施を避ける」ということで、患者本人(または代理人)の意思決定を受けて決定される。
  ➡蘇生するかしないかを決定するのは、患者(または家族など代理人)である。
- 医療者は、情報(医学的見解、患者・家族の意向、QOL、周囲の状況など)を整理し、患者(または代理人)にとって最善の決定がなされるよう、サポートしていくことが求められる。

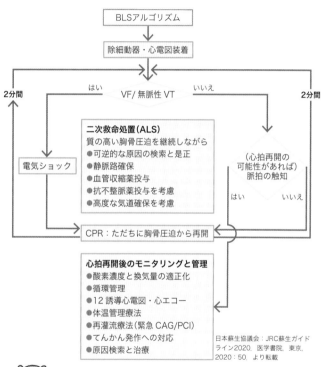

BLSアルゴリズム

除細動器・心電図装着

2分間　　はい　　　VF/ 無脈性 VT　　　いいえ　　**2分間**

電気ショック

二次救命処置（ALS）
質の高い胸骨圧迫を継続しながら
- 可逆的な原因の検索と是正
- 静脈路確保
- 血管収縮薬投与
- 抗不整脈薬投与を考慮
- 高度な気道確保を考慮

（心拍再開の
可能性があれば）
脈拍の触知

はい　　　いいえ

CPR：ただちに胸骨圧迫から再開

心拍再開後のモニタリングと管理
- 酸素濃度と換気量の適正化
- 循環管理
- 12 誘導心電図・心エコー
- 体温管理療法
- 再灌流療法（緊急 CAG/PCI）
- てんかん発作への対応
- 原因検索と治療

日本蘇生協議会：JRC蘇生ガイド
ライン2020．医学書院，東京，
2020：50．より転載

心拍が再開するまでは、BLSを継続しながら
上記を行っていくこととなります

除細動のショックエネルギー量

(Point) **ALSでは除細動器（DC）を使用することが多い**

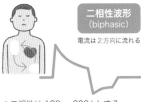

二相性波形
(biphasic)

電流は2方向に流れる

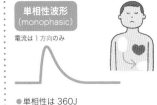

単相性波形
(monophasic)

電流は1方向のみ

- 二相性は120～200Jとする
- 不明な場合は最大値でショック

- 単相性は360J

治療可能な原因の検索

(Point) **「5H5T」で原因を検索する**

5H	● 循環血液量不足（Hypovolemia） ● 低酸素血症（Hypoxia） ● アシドーシス（Hydrogen ion） ● 高/低カリウム血症（Hyper/Hypokelemia） ● 低体温（Hypothermia）
5T	● 薬物過量（Tablets） ● 心タンポナーデ（Tamponade cardiac） ● 緊張性気胸（Tension pneumothorax） ● 心筋梗塞（Thrombosis coronary） ● 肺梗塞（Thrombosis pulmonary）

- 心肺停止を引き起こす代表的な疾患・病態をまとめて「5H5T」と呼んでいる。
  ➡ 低血糖（Hypoglycemia）と外傷（Trauma）を加えて「6H6T」とカウントする場合もある。

必要物品

除細動器

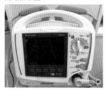

パドル

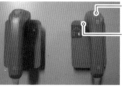

- 通電ボタン
- チャージボタン

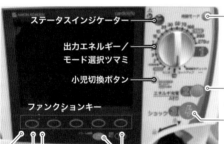

- ステータスインジケーター
- 出力エネルギー／モード選択ツマミ
- 小児切換ボタン
- ファンクションキー
- 同期ボタン
  ＊カルディオバージョン（QRS同期下除細動）のときに押す
- エネルギー充填／AED解析開始ボタン
- ショックボタン
- 充電完了ランプ
- プリンタ記録／停止キー
- 充電中ランプ
- アラーム解除キー
- AC電源供給ランプ

Point 除細動時の注意点

- ●ペースメーカーが植え込まれている場合には、その部位を避けるようにゲルパッドを貼る。
- ●メガネ、時計、義歯などの貴金属類、薬剤パッチを除去する。
- ●胸毛の多い患者は除毛する。
- ●体表面が濡れているときは拭き取る。

除細動の手順

①パドルを当てる部位にゲルパッドを貼る

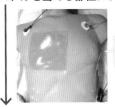

パドルを押し当てるの
は「心臓を挟む位置」

②必要なJ(ジュール)数にメモリをセットする

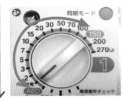

カルディオバージョンの
場合は同期ボタンを押す

③チャージボタンを押す

④パドルを押し当て、離れるように指示を出す

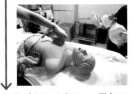

⑤通電ボタンを押し、電気ショックを実施する

除細動とカルディオバージョン

Point 除細動の適応となる波形

- 除細動は非同期的通電で、QRSが不規則であるため、QRSのタイミングに合わせて通電できない場合に使用する。
  - ➡ QRS同期下通電のことをカルディオバージョンという。
- 「致死的不整脈」に分類される以下の2つの波形が対象となる。
  - ➡ 電気刺激はあるものの、有効な心拍出が得られておらず、全身への血流が途絶えている状態と考えられる。
  - ➡ 患者は意識消失の状態にある。

無脈性心室頻拍（無脈性 VT）

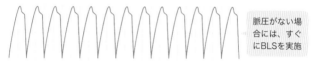

脈圧がない場合には、すぐにBLSを実施

- このような波形を発見したら、すぐに「脈圧の有無」を確認する。
  - ➡ 脈圧は「収縮期血圧と拡張期血圧の差」なので、「脈圧がない＝有効な心拍が得られていない」状態であるため、すみやかに BLS を開始する必要がある。
- その後の対応は ▶ p.54 を参照

心室細動（VF）

すぐにBLSを開始

- 「心室細動＝有効な心拍が得られていない」状態であるため、すみやかに BLS を開始する必要がある。
- その後の対応は ▶ p.54 を参照

無脈性VT、VF、PEA、心静止は
致死性不整脈と呼ばれます

(Point) カルディオバージョンの適応となる波形

- QRS がはっきりしているため、波形に合わせて(同期)通電できる場合にカルディオバージョンを実施する。
  - ➡カルディオバージョン(QRS に同期した電気ショック)を行わないと、shock on T という状態になり、**VF** や **VT** に移行してしまう恐れがある。
  - ➡ **shock on T**:T 波のときに強い電気刺激を受けて心室が反応すること
- 意識がある患者の場合は、鎮痛・鎮静を行ってから、カルディオバージョンを行う必要がある。

発作性上室性頻拍(PSVT)

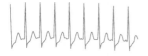

心房粗動(AFL)

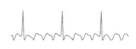

- この2つの波形の場合、**50J** から通電を開始する。
  - ➡心房粗動(AFL)は 50J では改善しないこともあるため、100J から開始することもある。
- その後の対応は ▶ p.55 を参照。どちらも持続すると血行動態に障害を生じやすい不整脈である。

心房細動(Af)

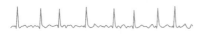

- この波形でカルディオバージョンを実施するのは、強く出現している場合や、薬剤投与が無効の場合などである。
  - ➡**症状**:動悸、倦怠感、めまい、ふらつき、胸部の圧迫感や不快感、息切れなどがある。
- その後の対応は ▶ p.55 を参照。致死的不整脈に移行しやすい不整脈として知られる。

末梢静脈路の確保

(Point) 穿刺部位は「左右の肘正中皮静脈」

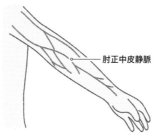

肘正中皮静脈

- 急変した患者の手足は冷たく、チアノーゼが出現している。そして駆血帯で何度縛っても、血管は見えない。
- ショック時は緊急を要するため、末梢血管の確保に時間をかけるのは望ましくない。
  ➡ 血管を探すことはせず、直接**正中皮静脈**などの太く確保しやすい血管を**2ルート以上確保**する。
- 緊急時や急変時のルート確保では、利き手や麻痺側、動きに支障のある部位などに関する配慮は不要である。

(Point) **太い針で、医師の指示に沿った輸液剤でルートを確保**

- 18〜20G（ゲージ）の太い注射針で穿刺する。
- 医師がいない（または指示がない）場合には、医師からの指示が出るまでの間、とりあえず**生理食塩液**や**リンゲル液**でルートを確保する。

中心静脈路を用いる場合

Point 挿入経路は3つ

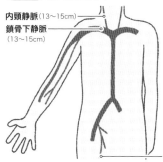

内頸静脈(13〜15cm)
鎖骨下静脈
(13〜15cm)

大腿静脈(40〜50cm)

- 意識障害が遷延し、集中治療が持続する可能性が高い場合、中心静脈路を確保することがある。
- もともと中心静脈カテーテルが留置されている患者の場合は、まずそのルートを使用する。
  - → その場合でも、状況悪化に備えて末梢静脈路も確保しておくほうがよい。

必要物品

消毒時	□ 穴あき滅菌ドレープ □ 滅菌グローブ □ 消毒薬(クロルヘキシジンアルコールなど) □ 処置用シート □ 肩枕(必要時)
局所麻酔時、穿刺時	□ 1%リドカイン □ シリンジ 10mL用 □ 注射針 18G・23G
挿入時	□ カテラン針 22G □ 中心静脈カテーテルキット
固定時	□ 縫合糸 □ 固定用テープ用

ALS（二次救命処置）
基本手技③ 薬剤投与

ALSで使用される薬剤

- アドレナリン静注 (エピネフリン)
- アミオダロン
- リドカイン静注
- 硫酸マグネシウム

基本的には
この4つ！

薬剤の投与量と投与間隔

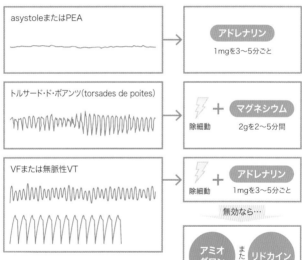

asystoleまたはPEA

→ **アドレナリン**
1mgを3〜5分ごと

トルサード・ド・ポアンツ(torsades de poites)

→ 除細動 + **マグネシウム**
2gを2〜5分間

VFまたは無脈性VT

→ 除細動 + **アドレナリン**
1mgを3〜5分ごと

無効なら…

アミオダロン または **リドカイン**

アミオダロン
初回300mg
2回目150mg

リドカイン
初回1〜
1.5mg/kg
2回目0.5〜
0.75mg/kg

- VF と無脈性 VT 以外の「何らかの心電図波形が認められるが、脈拍を触知できない」場合、PEA と判断する。
  ➡ 脈拍が触知できなければ、どんな波形があっても PEA として扱う。

体重別ガンマ換算表

濃度0.3%では… 用量（μg/kg/分）⇒（mL/時）0.3% [150mg/50mL、300mg/100mL]

体重(kg)	用量：ガンマ（μg/kg/分）				
	3	5	10	15	20
20	1.2(mL/時)	2.0	4.0	6.0	8.0
30	1.8	3.0	6.0	9.0	12.0
40	2.4	4.0	8.0	12.0	16.0
50	3.0	5.0	10.0	15.0	20.0
60	3.6	6.0	12.0	18.0	24.0
70	4.2	7.0	14.0	21.0	28.0
80	4.8	8.0	16.0	24.0	32.0
90	5.4	9.0	18.0	27.0	36.0

● 濃度が0.3%である場合の1時間あたりの投与薬液量（mL/時）＝体重（kg）×用量（ガンマ）×0.02
● 例：「イノバン® 注0.3%、シリンジ50mL」を使用した場合

濃度0.01%では… 用量（μg/kg/分）⇒（mL/時）0.01% [5mg/50mL、10mg/100mL]

体重(kg)	用量：ガンマ（μg/kg/分）				
	0.05	0.1	0.2	0.3	0.5
20	0.06(mL/時)	0.12	0.24	0.36	0.6
30	0.09	0.18	0.36	0.54	0.9
40	0.12	0.24	0.48	0.72	1.2
50	0.15	0.3	0.6	0.9	1.5
60	0.18	0.36	0.72	1.08	1.8
70	0.21	0.42	0.84	1.26	2.1
80	0.24	0.48	0.96	1.44	2.4
90	0.27	0.54	1.08	1.62	2.7

● 濃度が0.01%である場合の1時間あたりの投与薬液量（mL/時）＝体重（kg）×用量（ガンマ）×0.06
● 例：「アドレナリン注（1mg/1mL）5Aを希釈し、全量50mLとした場合

必要物品

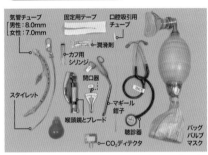

気管チューブ
［男性：8.0mm
　女性：7.0mm］

固定用テープ

口腔吸引用
チューブ

潤滑剤

カフ用
シリンジ

スタイレット

開口器

喉頭鏡とブレード

マギール
鉗子

聴診器

CO₂ディテクタ

バッグ
バルブ
マスク

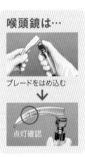

喉頭鏡は…

ブレードをはめ込む

↓

点灯確認

その他　●ビニールエプロン　●マスク　●手袋　●バイトブロック
　　　　●経口エアウェイ　●舌鉗子　●救急カート　●モニター

準備

気管チューブの準備

チューブサイズを医師に確認

↓

パンパンにする
異常がなければ
空気を抜く

カフ確認

↓

スタイレットを
挿入

ネジで固定

↓

チューブ先端に
潤滑剤を塗布

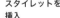

○　　　×

患者の準備

必要時は鎮静薬を準備（医師に確認）

↓

人工呼吸器を準備（作動させておく）

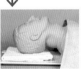

スニッフィング
ポジション

↓

バッグバルブマスク換気（十分な酸素化）

↓

口腔吸引（分泌物除去）、義歯の確認

24

気管挿管の介助

肩をたたき、覚醒しないことを確認

↓

喉頭鏡➡チューブの順に術者に渡す

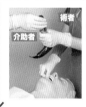

術者
介助者
ブレードの
先端は
足側に

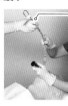

カフチューブは
気管チューブと
一緒に持つ

気管チューブは
清潔に上側を
持つ

↓

スタイレットを抜く

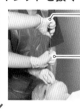

スタイレットを抜く人が
気管チューブを持ち、
両手で抜く

気管チューブを
抜去しないように注意

↓

カフに空気を入れる（10mL 程度）

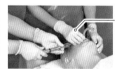

術者はチューブが
ずれないように
しっかり保持

↓

バッグバルブマスク（BVM）を接続し、換気する

気管挿管の確認

心窩部➡5点聴取の順で聴診を行う

心窩部の聴診

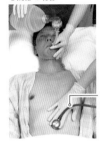

胃内への送気音がないことを確認

5点聴取

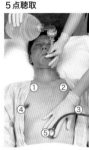

①右前胸部
②左前胸部
③左側胸部
④右側胸部
⑤心窩部

胸郭の上がりも一緒に見る

- ●聴診器を当てたタイミングに合わせてバッグを押して換気
- ●換気量は「胸郭が挙上する程度」がめやす

「気管チューブのくもり」があることを確認

- ●くもり＝呼気による水蒸気

胸骨圧迫を再開

換気と胸骨圧迫は非同期
- ●胸骨圧迫：連続的に100回/分以上
- ●人工呼吸：6～8回/分

「リザーバーが膨らんでいること」を確認

- ●100%酸素が接続されていることも確認

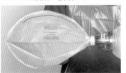

↓

「器具を用いて」確認（CO_2 ディテクター、カプノグラフィー）

CO_2ディテクター

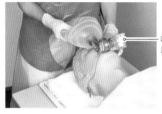

呼気中の二酸化炭素に
反応して色が変わる

- CO_2ディテクターだけで挿管確認を行ってはいけない。
  ➡ 必ず複数の方法で確認する。

カプノグラフィー（例）

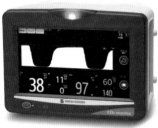

呼気炭酸ガスモニタ
OLG-3800（日本光電）

- カプノグラフィーは、気管チューブと人工呼吸器回路（人工呼吸器接続前であれ
  ばバッグバルブマスク）の間にサンプリングアダプターやセンサーを装着して、
  呼気に含まれる二酸化炭素を測定する機器である（写真は一例）。
- カプノグラフィー装着により、$P_{ET}CO_2$（呼気終末炭酸ガス分圧）の検出が可能に
  なり、気管チューブが適性に留置されたことが確認できる。
  ➡ 気管チューブが食道に誤挿入された場合は、呼気CO_2を検出することができな
     いため、$P_{ET}CO_2$は0mmHgとなる。

ここもおさえて！
心拍再開後の搬送

●救急外来や、病棟での心拍再開後、あるいは急変後には、CT室やICUへの搬送が行われる。

必要物品

気管挿管あり	●搬送用人工呼吸器 ●E_TCO_2モニター ●除細動器 ●酸素ボンベ ●バッグバルブマスク ●ポータブル吸引器・吸引チューブ 　（搬送先まで距離が遠い場合） ●ディスポーザブル手袋 ●アルコール綿 ●注射器（10mL・20mL） ●アドレナリン	E_TCO_2モニターの機能をもつ 搬送用人工呼吸器もある（写真は一例） 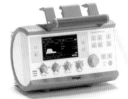 Oxylog® 3000Plus（ドレーゲルジャパン）
気管挿管なし	●除細動器 ●酸素ボンベ ●バッグバルブマスク ●ディスポーザブル手袋 ●アルコール綿 ●注射器（10mL・20mL） ●アドレナリン	

心拍再開後には、以下のような対応が行われます[1]。
①呼吸・意識・バイタルサインの確認
②呼吸管理（必要時は早期に気管挿管）
③循環管理（必要に応じてカテコラミン投与）
④12誘導心電図
⑤意識状態が悪ければ体温管理療法（TTM）
　STEMI（ST上昇型心筋梗塞）や不安定な心原性ショックなどではPCI

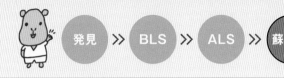

搬送時のポイント

- 搬送先（ICU や CT 室など）には患者の状態をあらかじめ伝えておく。
- 医師と看護師、最低 2 名以上、可能ならば 3 名で搬送する。
  - ➡ 1 名は、搬送通路やエレベーターを確保する。
- 気管挿管患者であれば、搬送用人工呼吸器を使用する。
- **酸素ボンベの残量**を確認し、満タンのボンベを使用する。
  - ➡ 酸素濃度設定（FiO_2）が高い場合は、酸素ボンベを 2 本携帯する。
- 気道や機器トラブルに備え、バッグバルブマスクを携帯する。
- 搬送途中の心停止に備え、アドレナリンを携帯し、注射できる準備を整える。
- 搬送中の致死的不整脈（VF/VT）に備え、除細動器を携帯する。

(Point) 心拍再開後のアドレナリン投与

- 心拍再開後の搬送では、再度起こり得る心停止に備えて準備をする。
- 再度心停止したときは ALS の流れに準じ、CPR を開始する。
- ALS で必要とされる下記物品を搬送時に準備する。
  - ➡ 酸素、モニター、除細動器
    アドレナリン（1mg/1mL）またはボスミン®（1mg/1mL）
    アミオダロンまたはリドカイン、細胞外液
- 心静止 /PEA を認めたら、できるだけ早急にアドレナリンを投与する。
- アドレナリンは 3 ～ 5 分ごとに投与する。
- アドレナリン投与後、薬剤の後押しのため、20mL の注射器で細胞外液を注入する。

文献
1. アメリカ心臓協会 編：CPR および ECC のガイドライン 2020 ハイライト．https://www.acls.jp/doc/hghlghts_2020eccguidelines_japanese.pdf （2022.12.19 アクセス）．

緊急検査

診断のために行われる緊急検査と治療

Point 原因が「心疾患かそれ以外か」で異なる

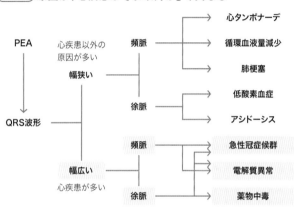

				心タンポナーデ
		頻脈	→	循環血液量減少
PEA	心疾患以外の 原因が多い		→	肺梗塞
	幅狭い		→	低酸素血症
QRS波形		徐脈	→	アシドーシス
		頻脈	→	急性冠症候群
	幅広い		→	電解質異常
	心疾患が多い	徐脈	→	薬物中毒

Point 胸腹部の状態把握には「FAST」も有用

● 主に、胸腹部の体液貯留の有無を確認するために行われるエコー検査である。

➡ 外傷初期診療における迅速簡易超音波検査で、心膜腔、モリソン窩、右胸腔、脾周囲、左胸腔、ダグラス窩の液体貯留の有無をみるものである。

● ショックなどの身体所見とあわせて判断する。

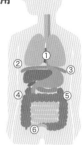

心嚢液の評価…①
胸水の評価……②③
腹水の評価……④⑤⑥

発見 ≫ BLS ≫ ALS ≫ 蘇生後

	検査		治療
→	エコー、心電図	→	心嚢穿刺
→	エコー	→	輸液、輸血
→	血液ガス、造影CT	→	血栓溶解療法
→	血液ガス	→	気道確保、酸素投与
→	血液ガス、心電図	→	電解質管理、酸素投与
→	心電図	→	心臓カテーテル
→	血液電解質	→	電解質管理
→	血液電解質、トライエージDOA	→	炭酸水素ナトリウム投与

トライエージDOA（尿中薬物検査）では、尿中排泄
された8種類の薬剤を迅速に検査できます

MEMO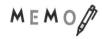

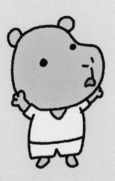

急変時
アセスメント

全身評価の流れ

アセスメントの進め方

何か変だ

意識・呼吸・循環の確認

心肺停止

意識あり、呼吸・循環あり	意識低下、呼吸・循環低下	意識なし、呼吸・循環なし
	応援要請、医師へ報告	応援要請、医師へ報告
自覚症状確認 全身観察 バイタルサイン確認	意識レベル(GCS・瞳孔)確認 バイタルサイン確認 心電図モニターチェック	CPR開始、AED装着
医師へ報告	静脈路確保 酸素投与検討 12誘導心電図	

緊急処置・治療の介助

Point 最初の"意識・呼吸・循環の確認"ではココを見る!

- **意識**:声をかけて開眼するか(= JCS 2桁)
- **呼吸**:呼吸しているか(胸郭の動きはあるか)
- **循環**:①頸動脈は触知できるか
  ②ショック徴候はないか

ショック徴候:顔面・爪色蒼白、末梢冷感、皮膚湿潤、冷汗、脈の拍動が弱い、CRT(指先の毛細血管再充満時間)2〜3秒以上

> 「意識なし(意識レベル低下含む)」または
> 「呼吸・循環なし(ショック徴候あり含む)」
> の場合は、急いで対応
> *その場を離れない

確認のポイント

● 意識・呼吸・循環の確認
　➡「あり」「低下」「なし」のいずれに該当するのか

「意識・呼吸・循環の確認」後に行うこと

（Point）意識なし、呼吸・循環なし の場合

● 応援要請し、CPR 開始

（Point）意識レベル低下、または、呼吸・循環低下 の場合

● 応援要請し、以下を実施
　➡「JCS で 2 桁以上」は意識レベル低下と判断
① GCS にて意識レベルを確認
② 瞳孔所見を確認
③ 他覚症状を確認
　➡フィジカルアセスメントを行い、全身観察を行う（▶ p.36 〜）。
　➡転倒・転落などの場合は、外傷の有無も確認する。
④ バイタルサイン測定
⑤ 心電図モニターを装着し、波形を確認
⑥ 静脈路確保、酸素投与、12 誘導心電図測定の検討

（Point）意識あり、呼吸・循環あり の場合

● 自覚症状を確認
　➡いつからの症状か、きっかけの有無、随伴症状などを確認
● 他覚症状を確認
　➡全身観察を行い、客観的な異常所見の有無を確認
● バイタルサイン測定

病棟で問題となるのは「意識レベル低下」「ショック徴候あり」の場合が多いと思います。フィジカルアセスメントによって緊急度の高い状態を見抜きましょう

JCS Ⅱ-30 以上、GCS
8点以下の場合
重症と判断

評価方法① : JCS（Japan Coma Scale）

Ⅰ 刺激しなくとも、開眼している	
0	意識清明
1	ほぼ清明だが、はっきりしない
2	見当識障害がある
3	自分の名前、生年月日が言えない

Ⅱ 刺激すると開眼するが、刺激をやめると眠り込む	
10	普通の呼びかけで、容易に開眼する
20	大声で呼びかけ、または揺さぶりで開眼する
30	痛み刺激を加えつつ、呼びかけるとかろうじて開眼する

Ⅲ 刺激しても開眼しない	
100	痛み刺激に対し、払いのける動作をする
200	痛み刺激に対し、手足を動かしたり、顔をしかめたりする
300	痛み刺激に対し、全く反応しない

必要時に付加する情報
R（restlessness）：不穏
I（incontinence）：失禁
A（akinetic mutism, apallicstate）：自発性喪失

評価例
「Ⅱ-20(20)」
「Ⅲ-100(100)」
「Ⅰ-3-AR」など

Point JCSを評価するとき、おさえておきたいこと

● JCSは、開眼状況によって3つのレベルに大別し、そのうえで、さらに3つの状態を確認するもの。
 ➡「声をかけて開眼するか」が、評価の境目となる。
● 短時間で簡便に意識レベルの評価を行うことができる。

● **JCS**　　● **瞳孔の状態**
● **GCS**　　● **対光反射の有無**

評価方法② : GCS(Glasgow Coma Scale)

開眼(E : eye opening)

| 自発的な開眼 | 4 | 痛み刺激で開眼 | 2 |
| 呼びかけで開眼 | 3 | 開眼しない | 1 |

発語(V : best verval response)

見当識あり	5	理解不明な声	2
混乱した会話	4	なし	1
混乱した言葉	3		

運動機能(M : best motor response)

命令に従う	6	異常屈曲(除皮質硬直)	3
刺激部位へ手足を動かす	5	異常伸展(除脳硬直)	2
逃避	4	なし	1

必要時に付加する情報
　T : 気管挿管、気管切開
　A : 失語症
　E : 眼瞼浮腫

評価例
　「E : 3」+「V : T」+「M : 4」
　など

Point GCSを評価するとき、おさえておきたいこと

● 「開眼・発語・運動機能」の3側面の総和で評価する。
　➡最低は3点、最高は15点となる。
● 開眼は「15秒以上開眼できるか」で評価する。
● 麻痺がある場合は健側で評価する。

瞳孔の観察

Step.1 「眼球偏位（位置の異常）の有無」の観察

正常	異常

共同偏視

- 脳出血、脳梗塞など

下方への共同偏視

- 視床出血時に特徴的な徴候

眼球の位置が「正面」を向いていない場合は、異常ととらえる

右外転神経麻痺

- 急激な頭蓋内圧亢進の重要サイン

Step.2 「瞳孔径」の測定

正常	異常

3〜4mm—||

- 瞳孔径が約3〜4mm
- 正円で左右が同大（同じ大きさ）

スケールで「○mm」と測定する

両側縮瞳

- 瞳孔径が2mm以下
- 深昏睡、橋出血、神経梅毒など

両側散瞳

- 瞳孔径が5mm以上
- 脳死、動眼神経麻痺、アトロピンなどの投与時

瞳孔不同

- 左右差が0.5mm以上
- ほとんどが動眼神経麻痺
- 一側性散瞳は、頭蓋内圧亢進が疑われる

Step.3 「対光反射」の確認

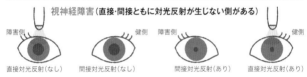

正常（どちらも縮瞳）

ペンライトの当て方

外側から内側へ光を当てる

直接対光反射

光を当てた側の瞳孔の変化を見る

間接対光反射

光を当てていない側の瞳孔の変化を見る

異常

視神経障害（直接・間接ともに対光反射が生じない側がある）

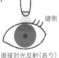

障害側　直接対光反射(なし)　　健側　間接対光反射(なし)　　障害側　間接対光反射(あり)　　健側　直接対光反射(あり)

- 視神経障害があると、障害側からの光刺激を入力できない。
  → 障害側の直接対光反射と、健側の間接対光反射がともに消失する。
- 健側からの光刺激は左右に伝えられる。
  → 健側の直接対光反射と、障害側の間接対光反射は、ともに起こる。

動眼神経障害（同じ側にしか対光反射が起こらない）

障害側　直接対光反射(なし)　　健側　間接対光反射(あり)　　障害側　間接対光反射(なし)　　健側　直接対光反射(あり)

- 動眼神経障害の場合、障害側からの光刺激は左右へ伝えられるが、障害側は縮瞳できない。
  → 直接対光反射は消失するが、健側は縮瞳するため、間接対光反射は起こる。
- 健側からの光刺激は左右へ伝えられ、健側は縮瞳し直接対光反射は起こる。
  → 障害側は縮瞳できないため、間接対光反射は消失する。

2 フィジカルアセスメント｜意識

原因検索のヒント：AIUEO TIPS

A	**アルコール**(alcohol)	● 急性アルコール中毒 ● アルコール離脱症候群 ● ウェルニッケ脳症(ビタミンB$_1$欠乏症)
I	**インスリン**(insulin)	● 低血糖 ● 非ケトン性高血糖 ● 糖尿病性ケトアシドーシス
U	**尿毒症**(uremia)	● 腎不全
E	**脳障害**(encephalopathy)	● 肝性脳症 ● 高血圧性脳症
	内分泌障害(endocrinopathy)	● 甲状腺・副腎・副甲状腺クリーゼ ● 粘液水腫
	電解質(electrolyte)	● 低Na、低K、低Ca、低Mg ● 高Na、高K、高Ca、高Mg
O	**薬物**(opiate or other over dose)	● 麻薬 ● 薬物中毒
	O$_2$&CO$_2$	● 低酸素血症(肺炎、気管支喘息、気胸、心不全、不整脈、肺塞栓) ● 一酸化炭素中毒 ● CO$_2$ナルコーシス
T	**外傷**(trauma)	● 急性硬膜下血腫 ● 脳挫傷 ● 急性硬膜外血腫 ● 慢性硬膜下血腫
	腫瘍(tumor)	● 脳腫瘍(急性水頭症も含む)
	体温(temperature)	● 低体温 ● 高熱・発熱

I	感染(infection)	●髄膜炎・脳炎・脳膿瘍 ●敗血症 ●肺炎(呼吸器感染症)
P	精神(psychogenic)	●精神疾患
	てんかん発作(seizure)	●てんかん
S	脳卒中(stroke)	●クモ膜下出血 ●脳出血 ●脳梗塞
	循環不全(senile)	●脱水・出血 ●心不全
	ショック(shock)	●ショック　●ショックの原因疾患

(Point)「意識障害＝脳疾患」と決めつけない

● 意識障害の原因は脳疾患だけではない。
　➡ AIUEO TIPS を参考に、他の疾患を疑うことが重要。
● 主疾患の増悪なのか、合併症なのか、他の症状とあわせて、重症度や緊急度の高い疾患から否定していくことが重要である。
　➡ 例：「意識障害＋高熱」では敗血症を疑う。
　　　　「糖尿病の既往あり」では血糖異常を疑う
　　　　「急性の発症」であれば脳血管障害を疑う、など

「意識障害＋高熱」では敗血症を疑う
「糖尿病の既往あり」では血糖異常を疑う
「急性の発症」であれば脳血管障害を疑う
などが一例です

フィジカルアセスメント
評価項目② 呼吸

> 呼吸をしていない場合
> すみやかに BVM 換気を開始

呼吸回数（成人）

異常（頻呼吸）
26 回 / 分以上

基準値
12 回 / 分前後

安静時の1回換気量は
7〜8 mL/kg（成人）

異常（徐呼吸）
9 回 / 分以下

呼吸音

正常

- 気管支呼吸音（主に気管〜主気管支の周辺で聴取）➡吸気：呼気＝1：1
- 肺胞呼吸音（主に肺の末梢で吸気時に聴取）➡吸気：呼気＝3：1

異常（副雑音）

断続性
- 捻髪音（fine crackles ＝間質性肺炎、肺気腫など）
  ➡太い気道（気道の中枢）の狭窄により発生
- 水泡音（coarse crackles ＝肺水腫、細菌性肺炎など）
  ➡比較的細い気道（細気管支）の狭窄により発生

連続性
- 高調音（wheezes ＝気管支喘息、気管内異物など）
- 低調音（rhonchi ＝喀痰貯留など）

確認のポイント

● 呼吸回数　● 呼吸音
● 呼吸様式　● 呼吸パターン

呼吸パターン

| 正常 | 異常（中枢神経障害） |

● 間脳レベルの障害
チェーン・
ストークス呼吸

● 中脳レベルの障害
中枢神経性
過呼吸

● 橋レベルの障害
無呼吸性呼吸
（持続性吸気）
群発呼吸
（ビオー呼吸）

● 延髄レベルの障害
失調性呼吸、
呼吸停止

呼吸様式

正常

● 胸式呼吸（呼吸筋である外肋間筋・内肋間筋のはたらきによる呼吸運動）
　➡吸気時に「胸部が挙上」する。
● 腹式呼吸（横隔膜のはたらきによる呼吸運動）
　➡吸気時に「腹部が挙上」する。

異常（奇異呼吸、努力呼吸）

● 奇異呼吸（胸部・腹部の動きが連動していない、胸郭の一部が逆に動く）
　➡高度な気道狭窄、著しい肺コンプライアンス低下などで生じる。
● 努力呼吸（通常安静時には使わない呼吸補助筋まで用いて呼吸すること）
　➡肩呼吸、鼻翼呼吸、口すぼめ呼吸、下顎呼吸、胸骨乳突筋の緊張、
　　鎖骨上窩・肋間腔の陥没などがみられる。
　➡重度の低酸素血症や喘息などで生じる。

フィジカルアセスメント

評価項目③ 脈拍

> 頸動脈で脈拍触知できない場合
> すみやかに胸骨圧迫を開始

脈拍の測定部位

通常	橈骨動脈で触知できないとき	
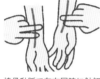	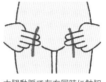	
橈骨動脈で左右同時に触知	大腿動脈で左右同時に触知	頸動脈で触知
●触知できれば	●触知できれば	●触知できれば
血圧80mmHg以上	**血圧70mmHg以上**	**血圧60mmHg以上**

脈拍数

異常(頻脈)
成人：**100回/分以上**
➡高齢者：**80回/分以上**

基準値
成人：**60〜80回/分**
➡高齢者：60〜70回/分

異常(徐脈)
成人：**60回/分以下**
➡高齢者：**50回/分以下**

＜弱い頻脈＞
● 急性うっ血性心不全(左心室の収縮力低下による心拍出量低下を補おうとするため)
● 循環血液量減少(出血、脱水、ショック)

＜強い〜普通の頻脈＞
● 精神興奮、運動時、発熱
● 甲状腺機能亢進(心機能亢進による高拍出状態)

＜徐脈＞
● ジギタリス中毒　● 頭蓋内圧亢進

＜高齢者の徐脈＞
● 刺激伝導系の異常を示すことが多い
● 全身組織への送血量低下から頭重感、易疲労感を訴える

| 確認のポイント |

● 橈骨動脈の脈拍(脈拍が弱い場合は、大腿動脈、頸動脈などで触知)
● リズム不整・欠損(ある場合は、心拍と脈拍の同時測定を実施)

脈拍のリズム

| 正常 |

● リズム、強さ、間隔すべてが揃っている

| 異常 |

● **リズム不整**
　(リズム、強さ、間隔すべてが不同)
　→心房細動
● **脈の結滞・欠損**
　(脈拍が途中1回抜けること)
　→心室性期外収縮

不整脈を疑う場合は、
12誘導心電図などを
検討する

脈拍の左右差

| 正常 |

左右の橈骨動脈を両手
で同時に触れて測定

● 左右差がない

| 異常(左右差あり) |

● 大動脈炎症候群(高安病、脈なし病)
● 動脈閉塞性疾患
● 弁上部大動脈狭窄

頸動脈の触知は、第2・第3指を喉仏に当て、胸鎖乳突筋側へ少しずつずらしていくと、わかりやすいです。なお、頸動脈触知は、左右同時に行ってはいけません。脳への血流が阻害されてしまう可能性があるためです

フィジカルアセスメント
評価項目④ 血圧

収縮期血圧＜90mmHg
平均血圧＜65mmHg の場合
ショック徴候の有無を確認

血圧測定値の評価（成人の場合）

異常：危険な高血圧
収縮期血圧 180mmHg 以上
または
拡張期血圧 120mmHg 以上

高血圧緊急症（重要臓器の急性障害を生じるため、すみやかな降圧治療が必要）

正常血圧（診察室血圧）
収縮期血圧＜120mmHg
かつ
拡張期血圧＜80mmHg

異常：危険な低血圧
収縮期血圧 90mmHg 未満
あるいは
平均血圧 65mmHg 未満

● 緊急対応が必要な状態
（臓器血流が低下し、臓器の低酸素症を招く）
➡臓器灌流を維持するためには平均血圧65mmHg以上が必要
● 平均血圧＝脈圧（収縮期血圧－拡張期血圧）÷3＋拡張期血圧

(Point) 血圧測定時の注意点

● シャント側の腕では血圧測定は原則禁忌。
➡あらかじめ、ネームバンドなどにわかるように記載しておくのが望ましい。
➡ただし、血圧測定を一度でもしたらシャント閉塞が起こるわけではない。緊急時、血圧の左右差を測定する必要性が高い場合などは、シャント側でも血圧測定を行う。
● 血圧計がないときは、「脈拍をどこで触知できるか」によっておおよその血圧がわかる（▶ p.44）。

● 収縮期血圧と拡張期血圧(左右差、上下肢差)
● 脈圧(収縮期血圧 − 拡張期血圧)狭小化の有無

高血圧

Point 「高血圧の診断基準」をおさえる

分類	診察室血圧 (mmHg)			家庭血圧 (mmHg)		
	収縮期血圧		拡張期血圧	収縮期血圧		拡張期血圧
正常血圧	<120	かつ	<80	<115	かつ	<75
正常高値血圧	120-129	かつ	<80	115-124	かつ	<75
高値血圧	130-139	かつ/または	80-89	125-134	かつ/または	75-84
Ⅰ度高血圧	140-159	かつ/または	90-99	135-144	かつ/または	85-89
Ⅱ度高血圧	160-179	かつ/または	100-109	135-144	かつ/または	90-99
Ⅲ度高血圧	≧180	かつ/または	≧110	≧160	かつ/または	≧100
(孤立性)収縮期高血圧	≧140	かつ	<90	≧135	かつ	<85

日本高血圧学会:高血圧治療ガイドライン2019. ライフサイエンス出版, 東京, 2019:18. より転載

Point 「著しい高血圧」では高血圧緊急症を疑う

起こりうる症状	● 頭痛　● めまい　● 徐脈または頻脈　● 頭重感 ● 嘔気・嘔吐　　● 意識レベル低下
原因	● 高血圧性脳症、頭蓋内出血に伴う高血圧 ● 急性肺水腫に伴う高血圧　● 急性大動脈解離に伴う高血圧 ● 子癇、妊娠高血圧症候群に伴う高血圧 など
対応	● 血圧に対しては降圧薬投与　● 他の臨床徴候に対する処置も重要

● 「収縮期血圧 180mmHg 以上」「拡張期血圧 120mmHg 以上」では、高血圧緊急症が問題となる。

低血圧

Point 「著しい低血圧」は呼吸・循環不全を疑う

収縮期血圧90mmHg未満あるいは平均血圧65mmHg未満

↓

「ショックの5P」を再チェック(→p.60)

↓

対応
- 心電図モニター装着
- 気道確保
- 酸素投与
- ライン確保・輸液
- 血液検査
- カテコラミン投与
- 12誘導心電図
- 画像検査

循環不全持続 → **IABP・ECMO**

呼吸不全あり → **NPPV・気管挿管**

- 収縮期血圧が90mmHg程度まで低下すると、低血圧による症状が出現しうる。
  - **➡起こりうる症状**：ふらつき、気分不快、動悸、息切れなど
- 著しい低血圧では、**ショック**を疑って対応する。

血圧の左右差・上下肢差

左右差 （10mmHg以上）	**代表的な原因**	●大動脈炎症候群 ●解離性大動脈瘤
	注意すべき随伴症状	●呼吸状態の変化 ●胸痛 ➡胸痛を伴う20mmHg以上の左右差は胸部大動脈解離を示唆する
上下肢差	**代表的な原因**	●大動脈狭窄 ●大動脈弁閉鎖不全
	注意すべき随伴症状	●胸痛　●浮腫 ●倦怠感　●息苦しさ

- 血圧の左右差・上下肢差があったら、医師に報告する。

脈圧

異常（脈圧拡大）
●頭蓋内圧亢進
●動脈硬化の進行

正常
●一般的には 40 〜 60mmHg

明確な基準値は示されていない。その患者の通常と比較する

異常（脈圧減少）
●出血

(Point) 血圧測定時は「脈圧」も必ず確認

● 脈圧は「収縮期血圧と拡張期血圧の差」のことをいい、血液の拍出量を示す。
● 出血など、循環血液量が減少すると脈圧は小さくなる。
　→脈圧の狭小化は、一回拍出量の低下を示す。
● 脈圧が拡大した場合、臨床で注意が必要なことは、**頭蓋内圧亢進**である。
　→①頭蓋内圧が上昇する
　　②上昇した頭蓋内圧に抵抗して血液を駆出しようとした結果、血圧が上昇（高血圧）する
　　③徐脈となり、脈圧が大きくなる
● 上記の3徴候を**クッシング徴候**といい、頭蓋内圧亢進症状として重要である。
● 一般的には、動脈硬化が進行すると脈圧が大きくなる。

血圧のアセスメントでは、いまの測定値だけにとらわれず「その患者のふだんの血圧と比べてどうか」をチェックすることが重要です

体温異常がある場合
血液培養を行う可能性を念頭
におく

体温測定値の評価（成人の場合）

高体温
- 高熱：**39℃以上**
- 中等熱：**38 〜 39℃**
- 微熱：**37 〜 38℃**

正常（平熱）
36 〜 37℃

低体温
35℃以下

起こりうる症状
- 循環：頻脈、血圧上昇、不整脈
- 呼吸：頻呼吸、低酸素血症、高二酸化炭素血症とアシドーシス
- 脳神経：不穏、錯乱、幻視、けいれん、昏睡
- 腎：急性腎不全（横紋筋融解による）
- 凝固系：DIC（トロンボプラスチン遊離による）など

起こりうる症状
- 循環：徐脈、血圧低下、不整脈
- 呼吸：徐呼吸、低二酸化炭素血症とアルカローシス（重症を除く）
- 脳神経：昏睡
- 腎：多尿、重症だと腎不全
- 凝固：血小板機能の低下、凝固異常、DIC
- その他：血糖異常、膵炎

*DIC（播種性血管内凝固症候群）

高体温の種類と特徴

	発熱	うつ熱	中枢性過高熱
原因	炎症など （発熱物質の刺激）	熱の産生・放散の バランス異常	体温調節中枢 （視床下部）の障害
代表疾患	感染症	熱中症	脳障害
中枢深部体温	上昇	上昇	上昇
末梢深部体温	低下	上昇	低下
熱産生	亢進	抑制	亢進
解熱薬の効果	あり	なし	なし

確認のポイント

● 末梢温と中枢温（高体温の原因検索に必要）
● 異常な熱型ではないか　● 悪寒・戦慄の有無

異常な熱型

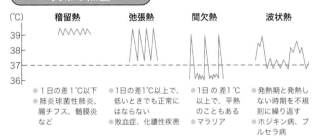

	稽留熱	弛張熱	間欠熱	波状熱
	● 1日の差1℃以下 ● 肺炎球菌性肺炎、腸チフス、髄膜炎など	● 1日の差1℃以上で、低いときでも正常にはならない ● 敗血症、化膿性疾患	● 1日の差1℃以上で、平熱のこともある ● マラリア	● 発熱期と発熱しない時期を不規則に繰り返す ● ホジキン病、ブルセラ病

血液培養が必要な場面

発熱がある場合	発熱がない場合
● 細菌感染症が疑われる場合 ➡「抗菌薬を投与する前」に血液培養を行う	● 原因がはっきりしない意識障害 ● 酸塩基平衡障害の合併 ● リスクのない患者での麻痺などの脳血管障害 ● 低体温、循環動態の変化など

(Point) 血液培養「検体採取」の注意点

● 動脈血・静脈血どちらでも得られる結果は変わらない。
● ライン類からの採取は、**コンタミネーション**（外部の細菌が培養ボトルに混入すること）のリスクがあるため、推奨されない。
　➡ただし、**カテーテル関連感染症**を疑った場合は、意図的にそのカテーテルから採取することがある。
● 好気・嫌気の2本1セットとし、**2セット**採取する。
● 基本的には「嫌気ボトル」から血液を入れるが、空気が混入しなければどちらから入れてもよい。
　➡血液量が少ない場合は先に好気ボトルに入れる。ただし、「嫌気性菌感染症」を疑う場合は、嫌気ボトルを優先する。

2

フィジカルアセスメント

体温

評価項目① SpO₂とEᴛCO₂

SpO_2 と E_TCO_2

SpO₂

正常：経過観察でOK
SpO₂ **92%**
≒ PaO₂ 60Torr 以上

≫

異常：緊急対応が必要
SpO₂ **90%未満**
≒ PaO₂ 60Torr 未満

80%未満の場合は、何らかの異常を疑う
- 脈波を検出できていない（ショック、血管収縮薬投与、体動など）
- 一酸化炭素中毒の場合は見かけ上の高値を示す場合もある

Point SpO₂（≒SaO₂）はPaO₂の状況を反映

SaO₂ (%)	97	96	95	94	93	92	91	90	89	87	85
PaO₂ (Torr)	91	82	76	71	67	64	61	59	57	53	50

Point SpO₂測定時の注意点

- 脈拍触知不能の場合は、SpO₂を測定できない。
  →適切な胸骨圧迫で循環が生じれば、測定できることもある。
- SpO₂は**酸素化の指標**なので、アシドーシス・アルカローシスの判断指標にはならない。
  →酸塩基平衡の状態をみるには、血液ガス分析（▶ p.88）などが必要。

確認のポイント

- SpO_2（あわせて脈波を確認）
- E_TCO_2

E_TCO_2

正常：40mmHg程度

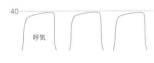

- 正常な E_TCO_2 波形は呼気時に検出される四角い山のような形をしている。
  - ➡四角い山の右端の頂点が E_TCO_2 の値である。
- E_TCO_2 の「山の数」をカウントすることで正確な呼吸数を測定できる。

異常：食道挿管

40

- 気管挿管時、誤って食道挿管となった場合、E_TCO_2 の波形が検出されない。
  - ➡検出されたとしてもわずかな二酸化炭素量なので、正常な波形とはならない。

異常：気管チューブや回路の外れ

40

- 気管チューブや呼吸器回路が外れると、E_TCO_2 が検出できなくなる。
- 波形の乱れがあるときは、気管チューブの位置や回路の外れをチェックする。

その他：心拍再開時

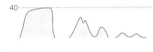

心肺蘇生中(CPR)　　　　　　　自己心拍再開(ROSC)

➡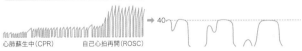

- CPR 実施中に有効な胸骨圧迫が行われていれば、E_TCO_2 波形を認める。
- 自己心拍が再開(ROSC)したら、E_TCO_2 波形は変化する。
- 波形が高くなり、値も上昇し、自発呼吸があれば自発呼吸の再開波形を認める。
  - ➡波形の山に、くぼみ・小さな山を認めたときは、自発呼吸の再開である。自発呼吸がしっかりしていれば、正常な E_TCO_2 波形となる。

誘導（電極の装着部位）

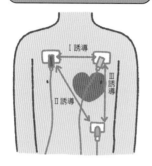

コード色	電極装着部位
赤（マイナス極）	右鎖骨下
黄（アース）	左鎖骨下
緑（プラス極）	左肋骨下部

● 急変時には「Ⅱ誘導」を選択する。

危険な心電図波形と対応

Point 致死的不整脈（心停止）：すみやかにBLSを行う

緊急度
★★★

心室細動（VF）

● アドレナリン静注
● 非同期下で除細動

無脈性心室頻拍（pulseless VT）

● アドレナリン静注
● 非同期下で除細動

無脈性電気活動（PEA）

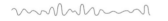

● アドレナリン静注
● アトロピン静注

心静止（asystole）

● アドレナリン静注

<table>
<tr><td>確認のポイント</td><td>

●ACS（急性冠症候群）を疑う症状の有無：胸痛、胸部不快感・圧迫感、肩の痛み、喉の不快感・重苦しさ、胸が絞られるような感じなど
●12誘導心電図（ACSを疑う場合）

</td></tr>
</table>

Point ## 致死的不整脈に移行しやすい不整脈

緊急度 ★★★

Ⅲ度房室ブロック

●一時ペーシング

心室頻拍（VT）

●リドカイン静注
●除細動

WPW症候群

●リドカイン・メキシレチン・アプリンジンのいずれか静注
●QRS同期下除細動（カルディオバージョン）

洞不全（SSS）

●一時ペーシング

心室性期外収縮（PVC）

●リドカイン
●メキシレチン静注　＊6回/分以上、多源性、連発性、R on T

心房細動（Af）＊頻脈性

●ジゴキシンかベラパミル静注
●QRS同期下除細動（カルディオバージョン）

Point ## 持続すれば血行動態に障害を生じやすい不整脈

緊急度 ★☆☆

心房粗動（AFL）＊頻脈性

●ジゴキシンかベラパミル静注
●QRS同期下除細動（カルディオバージョン）50J

発作性上室性頻拍（PSVT）

●ベラパミルかアデノシン3リン酸静注
●QRS同期下除細動（カルディオバージョン）50J

評価項目② 心電図（12誘導心電図）

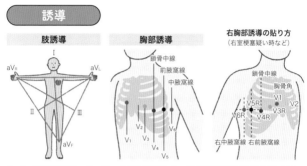

誘導

肢誘導

胸部誘導

右胸部誘導の貼り方
（右室梗塞疑い時など）

I、II、III（双極肢誘導）、aVR、aVL、aVF（単極肢誘導）、V1〜V6（単極胸部誘導）の12の誘導からなる。

● : V1誘導　● : V2誘導　● : V3誘導　● : V4誘導　● : V5誘導　● : V6誘導

急性心筋梗塞の部位と心電図変化

Point 冠動脈の番号と名称（AHA分類）

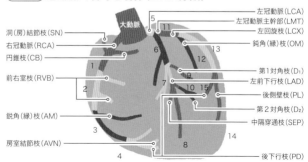

左冠動脈（LCA）
左冠動脈主幹部（LMT）
左回旋枝（LCX）
鈍角（縁）枝（OM）
第1対角枝（D₁）
左前下行枝（LAD）
後側壁枝（PL）
第2対角枝（D₂）
中隔穿通枝（SEP）
後下行枝（PD）

洞（房）結節枝（SN）
右冠動脈（RCA）
円錐枝（CB）
前右室枝（RVB）
鋭角（縁）枝（AM）
房室結節枝（AVN）

大動脈

確認のポイント
- モニター心電図（Ⅱ誘導）
- ACS（急性冠症候群）を疑う症状の有無：胸痛、胸部不快感・圧迫感、肩の痛み、喉の不快感・重苦しさ、胸が絞られるような感じなど

(Point) 心臓の虚血部位と梗塞波形の出現部位

梗塞部位	梗塞波形が出現する誘導												主な閉塞枝
	I	Ⅱ	Ⅲ	aVR	aVL	aVF	V1	V2	V3	V4	V5	V6	
前壁中隔							●	●	●	●			左前下行枝
広範囲前壁	●				●		●	●	●		●	○	左前下行枝
側壁	●				●						●	●	左前下行枝 左回旋枝
高位側壁	●				●								左前下行枝 左回旋枝
下壁		●	●			●							右冠動脈
後壁							☆	☆					左回旋枝 右冠動脈

●＝主にST上昇する　○＝ST上昇する場合がある　☆＝R波増高

急性心筋梗塞の心電図の特徴

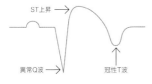

ST上昇 →
異常Q波 → 　　冠性T波

ST上昇	QRSの終わりが基線に戻らず、上向きで高さは0.2mV以上
異常Q波	Q波の幅が0.04秒（1mm）以上、かつ、振幅がR波の1/4以上
冠性T波	下向きの陰性T波

(Point) 心筋梗塞の発生時間の経過と心電図変化

発作的 —→ 発作直後 —→ 数時間〜24時間以内 —→ 2〜3日後 —→ 1年後

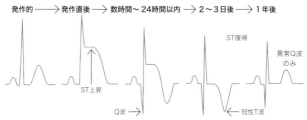

ST上昇

Q波 →

ST復帰

冠性T波

異常Q波のみ

MEMO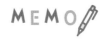

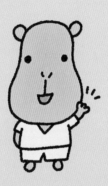

PART

3

急変対応の
実際

胸痛発生時の対応フロー

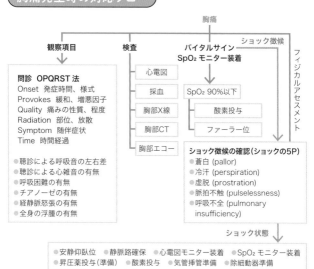

Point 各種検査や問診、全身の観察は「同時進行」で

● 胸痛の原因疾患の緊急度・重症度はさまざまである。
　➡緊急度・重症度の高い疾患かどうかをバイタルサインとフィジカルアセスメントで判断する。
　➡特に危険な「five killer chest pain」を見逃さないようにアセスメントする。
● ショック状態であれば、状態悪化を防ぐための準備を整える。

確認のポイント	●痛みの状況 ●随伴症状(呼吸困難、嘔吐など) ●ショック徴候の有無 ●呼吸音(左右差) ●心雑音、チアノーゼ、頸静脈怒張、浮腫の有無 ●SpO₂、心電図など

疾患別の特徴:five killer chest pain

急性 心筋梗塞	●突然の前胸部痛や圧迫感が30分以上持続する。 　⇒左肩や左腕、背部への放散痛や歯の痛みを伴うこともある。 ●呼吸困難や発汗、嘔気・嘔吐などの随伴症状がある。 ●心原性ショックや肺水腫、心不全や致死的不整脈を合併する。 　⇒致死的不整脈として心室細動があり、急性期の心肺停止の原因となる。
急性 大動脈 解離	●突然起こる胸痛や背部痛が特徴で、引き裂かれるような痛みを訴える。 　⇒痛みは、腰部から腹部にまで範囲が拡大するときがある。 ●腕頭動脈や左鎖骨下動脈の血流遮断により、血圧の左右差を認める。 ●左右の総頸動脈の血流遮断により、意識障害や神経症状を認める。
肺血栓 塞栓症	●突然の胸痛とともに呼吸困難が起こる。 　⇒胸痛は「押しつぶされるような痛み」を訴える。 ●低酸素血症、失神、冷汗、頻呼吸、頻脈、咳嗽、発熱などの随伴症状がある。
緊張性 気胸	●突然の強い胸背部痛、激しい呼吸困難、冷汗やチアノーゼを認める。 ●血圧低下などの心外閉塞・拘束性ショックを呈する。 ●気胸側の肺野で呼吸音の減弱や消失を認める。
特発性 食道破裂	●激しい嘔吐を繰り返した後に突然発症する激烈な胸痛や心窩部痛が最も多い。 ●破裂部位から縦隔内へ空気が流入し、呼吸困難やチアノーゼを呈する。 ●破裂後に、頸部、鎖骨上窩、胸骨上縁に皮下気腫を認める。

突然の激しい胸痛、呼吸困難を伴う胸痛は、
緊急度が高い場合が多いです

呼吸困難発生時の対応フロー

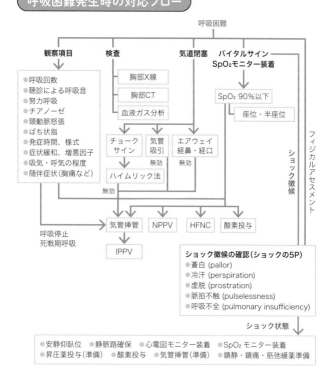

呼吸困難

観察項目
- 呼吸回数
- 聴診による呼吸音
- 努力呼吸
- チアノーゼ
- 頸動脈怒張
- ばち状指
- 発症時間、様式
- 症状緩和、増悪因子
- 吸気・呼気の程度
- 随伴症状(胸痛など)

検査
- 胸部X線
- 胸部CT
- 血液ガス分析

気道閉塞

チョークサイン　気管吸引　エアウェイ経鼻・経口

無効　無効

ハイムリック法

無効

バイタルサイン
SpO₂モニター装着

SpO₂ 90%以下

座位・半座位

呼吸停止
死戦期呼吸

気管挿管　NPPV　HFNC　酸素投与

IPPV

フィジカルアセスメント

ショック徴候

ショック徴候の確認(ショックの5P)
- 蒼白 (pallor)
- 冷汗 (perspiration)
- 虚脱 (prostration)
- 脈拍不触 (pulselessness)
- 呼吸不全 (pulmonary insufficiency)

ショック状態

- 安静仰臥位　● 静脈路確保　● 心電図モニター装着　● SpO₂モニター装着
- 昇圧薬投与(準備)　● 酸素投与　● 気管挿管(準備)　● 鎮静・鎮痛・筋弛緩薬準備

● **努力呼吸かどうか**　　● **気道閉塞かどうか**
● **随伴症状(胸痛など)**　● **ショック徴候の有無**

(Point)原因検索は「気道確保を行った後」

● 気道の確保を最優先にできるように、気管挿管が迅速に行える体制を整えておく。
● 低酸素症・ショック時は酸素、人工呼吸、静脈路確保、モニタリングを同時に行う。
● 原因検索のための胸部X線(ポータブル撮影)、血液ガス分析を実施する。
● 呼吸困難の観察項目を継続的に観察し、状態が悪化すれば気管挿管を行う。

代表的な原因疾患

原因	特徴
異物による気道閉塞	● 異物による気道閉塞では、**チョークサイン**を認める。 ● 咳嗽や喘鳴、stridor(ストライダー)を伴うことが多い。 　➡完全な閉塞では、声も出しにくい。 ● 全身の**チアノーゼ**が急速に進行し、意識が消失し、心肺停止となる。
肺血栓塞栓症	● 突然の**胸痛**とともに呼吸困難が起こる。 　➡胸痛は「押しつぶされるような痛み」を訴える。 ● 低酸素血症、失神、冷汗、頻呼吸、頻脈、咳嗽、発熱などの随伴症状がある。
緊張性気胸	● 激しい呼吸困難とともに、突然の強い**胸背部痛**、**冷汗**や**チアノーゼ**を認める。 ● 血圧低下などの心外閉塞性・拘束性ショックを呈する。 ● 気胸側の肺野で呼吸音の減弱や消失を認める。
喘息重積発作	● 起座呼吸をしながら会話も困難となり、呼気の延長を認める。 ● 喘鳴が主な症状である。 　➡重度の発作では、喘鳴を聴取できないことがある。 ● 全身の**チアノーゼ**が進行し、意識が消失し心肺停止となる。
うっ血性心不全 (クリニカルシナリオ1)	● 急激な発症。起座呼吸をしながら会話が困難となる。 　➡喘鳴を伴うことが多い。 ● **頸静脈の怒張**や全身の冷汗、**チアノーゼやピンク色の泡沫状喀痰**を認める。 ● 収縮期血圧の上昇を認め、全身の浮腫は少ない。
COPD急性増悪	● **努力呼吸**、呼吸補助筋(胸鎖乳突筋など)の使用が目立つ。 ● 呼気性の呼吸困難を症状とし、肺の過膨張を呈する。 ● 慢性炎症による咳嗽と喀痰を症状とする。

見逃せない症状・病態
頭痛

▷▷ あわせてチェック！
意識➡p.36　体温➡p.50
嘔気・嘔吐➡p.66

頭痛発生時の対応フロー

1 緊急性の判断

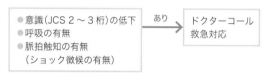

- ●意識（JCS 2〜3桁）の低下
- ●呼吸の有無
- ●脈拍触知の有無
  （ショック徴候の有無）

あり ➡ ドクターコール
救急対応

2 一次性頭痛か二次性頭痛か

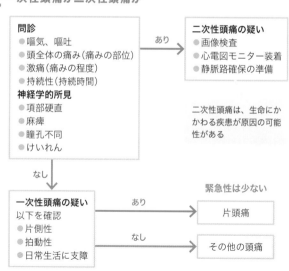

問診
- ●嘔気、嘔吐
- ●頭全体の痛み（痛みの部位）
- ●激痛（痛みの程度）
- ●持続性（持続時間）

神経学的所見
- ●項部硬直
- ●麻痺
- ●瞳孔不同
- ●けいれん

あり ➡

二次性頭痛の疑い
- ●画像検査
- ●心電図モニター装着
- ●静脈路確保の準備

二次性頭痛は、生命にかかわる疾患が原因の可能性がある

なし ↓

一次性頭痛の疑い
以下を確認
- ●片側性
- ●拍動性
- ●日常生活に支障

あり ➡

緊急性は少ない
片頭痛

なし ➡ その他の頭痛

●**出現パターン** ●**時期・持続時間** ●**性状・程度**
●**痛みの部位** ●**随伴症状（脳疾患を示唆する症状）など**

疾患別の特徴

●一次性頭痛（病変に起因しない頭痛）と二次性頭痛（病変に起因する頭痛）がある。
  ➡**二次性頭痛**は、生命にかかわる疾患が原因のこともある。

出現パターン	時期・持続時間	性状・程度	痛みの部位	特徴・前駆症状・随伴症状	疾患	
発作性・反発性	持続時間は数時間〜1日	ズキズキした拍動性の痛み	片側・両側側頭部	前兆、閃輝暗点	片頭痛	一次性頭痛
	1時間程度の発作 1日に1〜数回起こる	強烈	眼の周囲	結膜充血・流涙・ホルネル症候群（眼瞼下垂、縮瞳）	群発頭痛	
慢性・持続性	1日中	締めつけられるような鈍痛・頭重感	頭全体・前頭部・後頭部	ストレス、肩こり	緊張型頭痛	二次性頭痛
	だんだん悪化する、早朝に強いことがある	鈍痛	頭全体	嘔吐、麻痺などの神経症状を伴うことがある	脳腫瘍、慢性硬膜下血腫	
突然発症	発症後持続	今まで経験したことのない激痛	頭全体	項部硬直、嘔吐、意識障害	くも膜下出血	
		激痛	眼部	視力障害、眼圧亢進	緑内障	
急性発症	発症後持続	激痛	頭全体	発熱、項部硬直	髄膜炎	

嘔気・嘔吐発生時の対応フロー

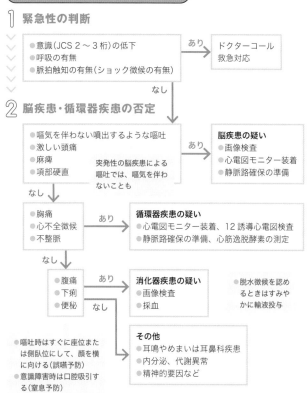

1 緊急性の判断

- 意識(JCS 2〜3桁)の低下
- 呼吸の有無
- 脈拍触知の有無(ショック徴候の有無)

あり → ドクターコール
救急対応

なし

2 脳疾患・循環器疾患の否定

- 嘔気を伴わない噴出するような嘔吐
- 激しい頭痛
- 麻痺
- 項部硬直

突発性の脳疾患による嘔吐では、嘔気を伴わないことも

あり → **脳疾患の疑い**
- 画像検査
- 心電図モニター装着
- 静脈路確保の準備

なし

- 胸痛
- 心不全徴候
- 不整脈

あり → **循環器疾患の疑い**
- 心電図モニター装着、12誘導心電図検査
- 静脈路確保の準備、心筋逸脱酵素の測定

なし

- 腹痛
- 下痢
- 便秘

あり → **消化器疾患の疑い**
- 画像検査
- 採血

● 脱水徴候を認めるときはすみやかに輸液投与

なし

その他
- 耳鳴やめまいは耳鼻科疾患
- 内分泌、代謝異常
- 精神的要因など

- 嘔吐時はすぐに座位または側臥位にして、顔を横に向ける(誤嚥予防)
- 意識障害時は口腔吸引する(窒息予防)

- 随伴症状(脳・循環器・耳鼻科疾患を示唆する症状)
- 嘔気を伴うか　　●食事時間
- 吐物の性状と量　●SpO₂、心電図など

嘔気・嘔吐の原因:嘔吐中枢への刺激

延髄毛様体への直接刺激	●頭蓋内圧亢進(脳出血、脳梗塞、髄膜炎など)
大脳皮質への刺激	●心因反応(不安や恐怖など) ●臭覚や味覚からくる不快感など
化学受容器引き金帯への刺激	●代謝異常(電解質異常、腎不全、肝不全) ●中毒　●メニエール病など ●前庭神経核刺激など
交感神経への刺激	●胃内容物の停滞　●消化器系の炎症 ●腹膜刺激　　　　●口腔・咽頭刺激 ●肝胆疾患　　　　●心疾患など

●嘔吐中枢は延髄毛様体にある。刺激が閾値に達しない場合は嘔気だけだが、閾値に達すると嘔吐が出現する。

原因別の特徴

脳疾患や循環器疾患が原因の場合は、生命にかかわる場合があり、すみやかな対応が求められる

鑑別のポイント		疑われる疾患・病態
吐物の性状・量	大量の胃液	●十二指腸潰瘍　●頭蓋内圧亢進
	少量の粘液と胃液	●慢性胃炎　●鼻咽頭炎　●妊娠悪阻
	大量の粘液と胃液	●胃内容のうっ滞　●胃炎　●胃がん
	大量の胆汁	●イレウス　●腸重積
	糞便臭	●イレウス　●腹膜炎
食事時間と嘔吐	早朝空腹時	●アルコール性胃炎　●妊娠悪阻　●尿毒症
	食直後	●胃炎　●食道炎
	食事の数時間後	●消化性潰瘍　●胃がん　●幽門狭窄
	夜間空腹時	●十二指腸潰瘍

腹痛発生時の対応フロー

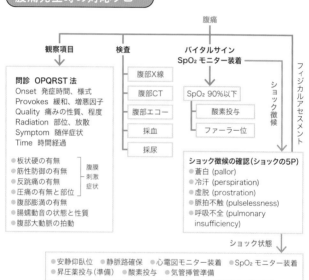

Point 各種検査や問診、全身の観察は「同時進行」で

- 腹痛の原因が緊急度・重症度の高い疾患かどうかをバイタルサインとフィジカル
  アセスメントで判断する。
  ⇒患者が急激な腹痛を訴える疾患を「**急性腹症**」と総称する(緊急度・重症度はさ
  まざま)。
- ショック状態であれば、状態悪化を防ぐための準備を整える。

確認のポイント

- ●痛みの状況　●随伴症状（腹膜刺激症状など）
- ●ショック徴候の有無
- ●SpO₂、腹部エコー・画像など

腹痛の主な原因疾患

赤字で示したのは「よく見られる」コモンな疾患

急性腹症	緊急処置が必要	●腹部大動脈瘤破裂 ●急性腸管虚血(特に上腸間膜動脈血栓塞栓症) ●急性心筋梗塞　●腸管閉塞・絞扼性イレウス ●S状結腸捻転　●消化管穿孔(特に大腸など下部消化管) ●急性閉塞性化膿性胆管炎 ●(妊娠可能な女性では)子宮外妊娠破裂
	超緊急ではないが重要	●急性虫垂炎　●急性胆嚢炎　●急性膵炎 ●消化管出血　●複雑性尿路感染症
	その他	●非特異的腹痛　●急性胃腸炎　●便秘症
腹部以外の疾患		●急性心筋梗塞　●副腎不全　●急性肺炎 ●帯状疱疹　●尿毒症　●糖尿病ケトアシドーシス ●アルコール性ケトアシドーシス　●悪性リンパ腫 ●白血病　●うつ病　●統合失調症　など

Point 腹膜刺激症状を見落とさない

- ●代表的な腹膜刺激症状に、筋性防御と反跳痛がある。
  - ①腹部にそっと手を当てたとき、「板のように硬い」状態であれば**板状硬**である。
    - ➡**腹膜炎**を疑う。
  - ②腹部にそっと当てた手の第1～3指をゆっくり押し当てたときに「腹筋の異常な緊張」があれば、**筋性防御**と判断する。
  - ③上記②確認のために押し当てていた指を急に離すことで、患者が飛び跳ねるような痛みを訴えれば、**反跳痛**と判断する。
- ●認知機能障害や意識障害、鎮静中は腹痛を訴えられないため、腹膜刺激症状の確認が、より重要な手がかりとなりうる。

めまい

めまい発生時の対応フロー

1 緊急性の判断

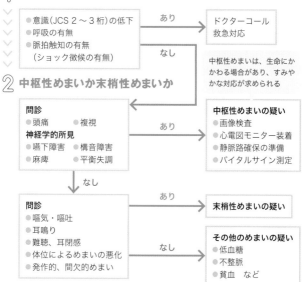

● 意識（JCS 2 ～ 3 桁）の低下
● 呼吸の有無
● 脈拍触知の有無
　（ショック徴候の有無）

→ **あり** → ドクターコール
救急対応

→ **なし**

中枢性めまいは、生命にかかわる場合があり、すみやかな対応が求められる

2 中枢性めまいか末梢性めまいか

問診
● 頭痛　　● 複視
神経学的所見
● 嚥下障害　● 構音障害
● 麻痺　　　● 平衡失調

→ **あり** → **中枢性めまいの疑い**
● 画像検査
● 心電図モニター装着
● 静脈路確保の準備
● バイタルサイン測定

↓ **なし**

問診
● 嘔気・嘔吐
● 耳鳴り
● 難聴、耳閉感
● 体位によるめまいの悪化
● 発作的、間欠的めまい

→ **あり** → **末梢性めまいの疑い**

→ **なし** → **その他のめまいの疑い**
● 低血糖
● 不整脈
● 貧血　など

Point めまいには「障害部位による分類」と「性状による分類」がある

● めまいは、脳や小脳に障害がある「**中枢性めまい**」と、内耳から延髄の前庭神経核までに障害がある「**末梢性めまい**」に分けられる。

● めまいの性状は、景色がぐるぐるまわるような「回転性めまい」、体が浮いてふわふわするような「浮動性めまい」、立ちくらみで血の気がひくような「失神性めまい」の３つに分けられる。

確認のポイント

● めまいの性状・起こり方　● 随伴症状など
● 神経学的所見(脳疾患を示唆する症状の有無)

めまいの原因と性状

原因		分類	
前庭障害	●メニエール病　　●前庭神経炎 ●中耳炎　●錐体骨折　●薬物中毒 ●良性発作性頭位めまい	末梢性 めまい	
脳幹 または 小脳障害	●脳血管障害(脳梗塞・脳出血) ●椎骨脳底動脈循環不全症 ●鎖骨下動脈盗血症候群 ●脳腫瘍(聴神経腫瘍など)　●多発性硬化症	中枢性 めまい	回転性
循環障害	●高血圧　●起立性低血圧　●不整脈	その他 の めまい	失神性
その他	●貧血　●低血糖　●心因性めまい ●飲酒　●頸性めまい　　など		浮動性

原因別の特徴

循環障害(高血圧、低血圧、不整脈)、貧血、
低血糖などでは浮動性めまいを生じる

性状	起こりかた	随伴症状	疾患	原因
主に 回転性	数分~数時間、長時間にわたり発作性に繰り返す	耳鳴、難聴を伴う	メニエール病	末梢性めまい
回転性	突発性で強い	聴力正常、激しいめまい発作時は嘔吐を伴う	前庭神経炎	
	特定の頭位により誘発、繰り返す	聴力正常、通常嘔吐なし	良性発作性頭位めまい	
回転性 あるいは 浮動性	主に動脈硬化を有する中高年、多くは一過性で繰り返す	四肢の脱力やしびれなどの**神経症状**を伴うことが多い	椎骨脳底動脈循環不全症	中枢性めまい
	中高年、急な発症	**嘔吐**	小脳梗塞、 小脳出血	
	緩徐、進行性に悪化	他の**脳神経障害** 小脳症状	聴神経腫	

けいれん

▷▷ あわせてチェック!
呼吸➡p.42

けいれん発生時の対応フロー

┃ けいれんの性状

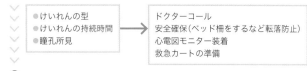

- ●けいれんの型
- ●けいれんの持続時間
- ●瞳孔所見

→

ドクターコール
安全確保(ベッド柵をするなど転落防止)
心電図モニター装着
救急カートの準備

2 呼吸状態の確認

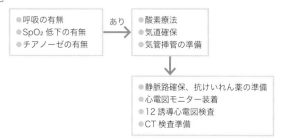

- ●呼吸の有無
- ●SpO₂低下の有無
- ●チアノーゼの有無

あり→

- ●酸素療法
- ●気道確保
- ●気管挿管の準備

↓

- ●静脈路確保、抗けいれん薬の準備
- ●心電図モニター装着
- ●12誘導心電図検査
- ●CT検査準備

(Point) けいれんによる二次障害を防ぐ

- ●けいれんには、**強直性けいれん**と**間代性けいれん**の2つの型がある。
  - ➡**強直性けいれん**:全身の筋肉が強直し、こわばった状態になる。四肢は強く屈曲あるいは伸展したままになる。
  - ➡**間代性けいれん**:筋肉が収縮と弛緩を交互に、ある程度規則的に反復する。四肢は伸展と屈曲を繰り返す。
- ●けいれん発作を増悪させないよう、無理な刺激を与えない。
  - ➡口腔にタオルなどを挿入しても、舌咬傷を防ぐことはできない。
  - ➡エアウェイの使用は避ける(発作が少し落ち着いた段階でバイトブロックを挿入するのは可能)。

- 強直性か間代性か　● けいれんの持続時間
- 瞳孔所見（眼球上転など）　● どこから始まり、広がったのか

けいれんの原因疾患

● けいれんは、全身性疾患が原因で生じることもある[1]。

原因		特徴
頭蓋内疾患	脳血管障害（脳出血、くも膜下出血、もやもや病、静脈血栓塞栓症など）	● 急性期だけでなく、慢性期にも生じる。 ● 高血圧、糖尿病、心房細動など、発症のリスクファクターを有している場合は発生頻度が高くなる。
	中枢神経系感染症（髄膜炎、脳炎など）	● **発熱、頭痛、髄膜刺激症状**を伴う場合は、髄膜炎を疑う。 ➡髄液検査が必須となる。 ● 発熱に意識障害、麻痺、失語などを伴うときは、脳炎を疑う。
	脳腫瘍	● 脳表面（大脳皮質）にある腫瘍では、けいれん発作を生じる。 ➡髄膜腫、グリオーマ、転移性脳腫瘍などが代表的である。
全身疾患	臓器疾患（不整脈、低血糖症、低酸素症、電解質異常、尿毒症など）	● アダムス・ストークス症候群（**一過性不整脈**に起因した心拍数減少による一過性の失神発作） ➡短時間で回復し、発作中のことも覚えている。 ● 冷汗や気分不快があれば低血糖を疑う。 ● 電解質異常として、低 Na 血症、高 Na 血症、低 Ca 血症、低 Mg 血症がある。
	外傷・薬物・アルコール	● **外傷**：脳挫傷、頭蓋内血腫、外傷後てんかんなどが原因となる。 ● **薬物**：ベンゾジアゼピン系、バルビタール系、テオフィリン中毒などがある。 ● **アルコール**：離断に伴うけいれんに注意する。
	てんかん発作	● てんかん患者では繰り返していることが多い。 ➡抗てんかん薬の断薬を確認する。
	その他	● ヒステリーや詐病など心因性のこともある。

文献
1. 後藤英司：臨床推論　EBMと病態生理から症例を考える. メジカルビュー, 東京, 2004：102-106.

3

症状・病態

けいれん

せん妄発生時の対応フロー

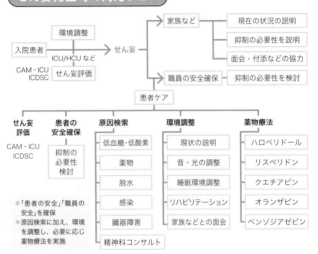

Point せん妄発症の原因は1つではない

- 一般病棟では、**DST** でせん妄を評価する。
  ➡ ICU や HCU に入院している患者ならば、CAM-ICU や ICDSC でせん妄をモニタリングする。
- 患者および職員の**安全確保**を優先し、抑制の必要性を検討する。
- 原因検索・環境調整を実施したうえで、対症療法として**薬物療法**を行う。
- 家族などへのせん妄と抑制の説明を十分に行い、面会や付き添いを調整する。
  ➡コロナ禍で面会・付添が制限されるなかで、以下のような工夫をするとよい。
  ①面会制限中においてはタブレット端末や電話での面会を調整する。
  ②面会が調整できない場合は、家族の写真や音声を聴かせることも工夫のひとつである。

● 準備因子・誘発因子・直接因子
● 二次障害リスクの有無
● 低血糖、低酸素、脱水、感染などの有無

せん妄の3つの病型

過活動性【0〜1%】
不穏や徘徊など運動活
動性が増加

混合性【12%】
過活動性と低活動性の症状が混在している

低活動性【88〜90%】
活動や行動量が低下（無気力や会話の減少など）

単独または複数
の因子が重なり
合って発症

せん妄の3つの関連因子

準備因子	高齢、認知症、脳神経系疾患など
誘発因子	緊急入院、ストレス、痛み、睡眠障害、身体抑制など
直接因子	手術、感染症、脱水、臓器障害、薬物など

対応のポイント

環境調整	●入院している現状を繰り返し説明し、患者自身の考えや思いを否定しない。 ●音や光を調整し、睡眠環境を整える。 ●日中はリハビリテーションを兼ねた離床を促し、夜間休息できるリズムをつくる。 ●家族などとの面会や付き添いが、いつでもできるように調整する。
薬物療法	●せん妄を誘発する薬物を服用していないか、定期薬の処方整理、見直しを行う。 ●せん妄に効果、予防効果のある薬物はなく、薬物療法は対症療法である。 ●定型抗精神病薬としてハロペリドールが代表的な対症療法薬となる。 ●非定型向精神薬としてリスペリドン、クエアチピン、オランザピンがある。 ●不穏など、患者や職員の安全確保が必要な場面ではベンゾジアゼピンを使用する。

吐血・下血発生時の対応フロー

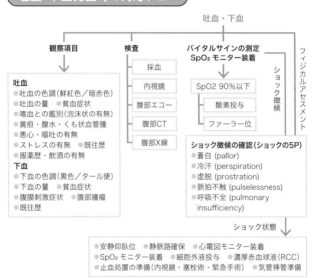

吐血・下血

観察項目

吐血
- 吐血の色調(鮮紅色／暗赤色)
- 吐血の量　●貧血症状
- 喀血との鑑別(泡沫状の有無)
- 黄疸・腹水・くも状血管腫
- 悪心・嘔吐の有無
- ストレスの有無　●既往歴
- 服薬歴・飲酒の有無

下血
- 下血の色調(黒色／タール便)
- 下血の量　●貧血症状
- 腹膜刺激症状　●腹部腫瘤
- 既往歴

検査
- 採血
- 内視鏡
- 腹部エコー
- 腹部CT
- 腹部X線

バイタルサインの測定
SpO₂ モニター装着

SpO2 90%以下
- 酸素投与
- ファーラー位

ショック徴候

ショック徴候の確認(ショックの5P)
- 蒼白 (pallor)
- 冷汗 (perspiration)
- 虚脱 (prostration)
- 脈拍不触 (pulselessness)
- 呼吸不全 (pulmonary insufficiency)

フィジカルアセスメント

ショック状態

- 安静仰臥位　●静脈路確保　●心電図モニター装着
- SpO₂ モニター装着　●細胞外液投与　●濃厚赤血球液(RCC)
- 止血処置の準備(内視鏡・塞栓術・緊急手術)　●気管挿管準備

Point) ショックの回避・ショックからの回復が重要

- **出血性ショック**の状態であれば、状態悪化を防ぐための準備を整える。
  - ➡細胞外液の補充と輸血を行い、同時に出血源の精査を行う。
  - ➡内視鏡や塞栓術など出血源精査中もショック症状に対応した治療を継続する。
- 出血源が同定できない場合、安静臥床を保ち、出血を悪化させない。
  - ➡出血源が同定できないケースもあり、自然に止血するのを待つこともある。
  - ➡再度出血し、ショックに陥る可能性を考えながら看護ケアを実施する。

確認のポイント

● **ショックに陥っていないか（循環血液量減少性ショック）**
● **出血源の確認**

部位別の出血の特徴

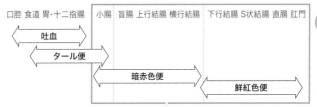

口腔 食道 胃・十二指腸　　小腸 盲腸 上行結腸 横行結腸　　下行結腸 S状結腸 直腸 肛門

吐血	
タール便	
暗赤色便	
	鮮紅色便

食道静脈瘤　食道炎　食道潰瘍
食道がん　Mallory-Weiss 症候
群　胃潰瘍　十二指腸潰瘍　急性
胃粘膜障害　胃静脈瘤　胃がん
十二指腸がん　口腔内出血

小腸がん　大腸がん　大
腸ポリープ　潰瘍性大腸
炎　クローン病　虚血性
大腸炎　大腸憩室　感染
性腸炎　痔核　裂孔

消化管以外の原
因：白血病、血
友病、多発性骨
髄腫

特に多い消化管出血の原因疾患

原因	特徴
胃・十二指腸潰瘍	● 最も多い原因は胃潰瘍で、次いで十二指腸潰瘍が多い。 ● 心窩部痛、胸やけ、食欲不振、嘔気・嘔吐を症状とする。 ● ストレスや解熱鎮痛薬（NSAIDs）内服の有無を確認する。
胃がん	● 食欲不振、嘔気・嘔吐、心窩部痛、体重減少を認めることが多い。
Mallory-Weiss 症候群	● 飲酒後など頻回な嘔吐を繰り返すことにより食道と胃粘膜接合部に裂創ができ出血する。
潰瘍性大腸炎	● 若年者に多く、持続性あるいは反復性の粘血便を認め、腹痛や発熱を伴う。
虚血性大腸炎	● 高齢者に多く、急激な腹痛と下痢の後に鮮紅色の下血を認める。
大腸ポリープ	● 大腸や直腸や付近のポリープでは下血を認めることがある。

乏尿・無尿発生時の対応フロー

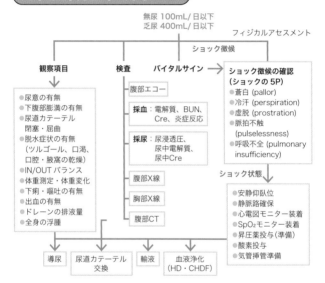

無尿 100mL/日以下
乏尿 400mL/日以下

フィジカルアセスメント

ショック徴候

観察項目　　**検査**　　バイタルサイン →　**ショック徴候の確認（ショックの5P）**

- ●尿意の有無
- ●下腹部膨満の有無
- ●尿道カテーテル閉塞・屈曲
- ●脱水症状の有無（ツルゴール、口渇、口腔・腋窩の乾燥）
- ●IN/OUTバランス
- ●体重測定・体重変化
- ●下痢・嘔吐の有無
- ●出血の有無
- ●ドレーンの排液量
- ●全身の浮腫

- 腹部エコー
- 採血：電解質、BUN、Cre、炎症反応
- 採尿：尿浸透圧、尿中電解質、尿中Cre
- 腹部X線
- 胸部X線
- 腹部CT

- ●蒼白（pallor）
- ●冷汗（perspiration）
- ●虚脱（prostration）
- ●脈拍不触（pulselessness）
- ●呼吸不全（pulmonary insufficiency）

ショック状態

- ●安静仰臥位
- ●静脈路確保
- ●心電図モニター装着
- ●SpO₂モニター装着
- ●昇圧薬投与（準備）
- ●酸素投与
- ●気管挿管準備

導尿　　尿道カテーテル交換　　輸液　　血液浄化（HD・CHDF）

Point 最も重要なのは「腎不全を進行させない」こと

- ●ショック状態であれば、状態悪化を防ぐための準備を整える。
  - ➡**ショック**を伴う乏尿や無尿は、輸液や昇圧薬など、ショックをすみやかに改善させる介入が重要となる。
  - ➡同時進行で、各種検査や問診、全身の観察を行っていく。
- ●無尿や乏尿を放置すると、**急性腎障害**を進行させるため、十分な観察や対処が必要である。
  - ➡腎不全の進行や悪化を防ぐため、導尿や尿道カテーテル交換、輸液や血液浄化が行われる。

確認のポイント

- ● ショック徴候の有無
- ● 腎不全徴候の有無

腎不全の3つのタイプと主な原因

分類	原因	特徴
腎前性腎不全	ショックや多量出血、脱水などによる循環不全	● 尿浸透圧、尿比重の上昇、尿中ナトリウム減少、FENa(ナトリウム排泄率)が1%以下となる。 ● ツルゴールの低下や口渇、口腔や腋窩の乾燥を認める。 ➡治療：輸液や輸血、止血、昇圧薬の使用など、循環不全(ショックなど)を改善することが治療となる。
腎性腎不全	急性糸球体腎炎などの糸球体病変や薬物による急性間質性腎炎、虚血や腎毒性物質による急性尿細管壊死	● 等張尿、FENa(ナトリウム排泄率)が1%以上となる。 ➡治療：原疾患の治療や原因薬物の中止、腎機能が回復するまでの血液透析が必要となる。
腎後性腎不全	尿管結石や腫瘍、前立腺肥大など尿管閉塞	● 尿道狭窄や結石による尿道閉塞でも腎後性腎不全となる。 ➡治療：尿管や尿道の閉塞を解除することが治療となる。

敗血症によるショックは、尿路感染によって引き起こされることが少なくありません。導尿や尿道カテーテル留置を行っている患者の場合、特に注意が必要です

見逃せない症状・病態
敗血症

▷▷ **あわせてチェック!**
意識⇒p.36　呼吸⇒p.42　脈拍⇒p.44
血圧⇒p.46　体温⇒p.50

敗血症発生時の対応フロー

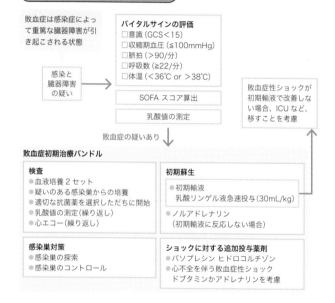

敗血症は感染症によって重篤な臓器障害が引き起こされる状態

感染と臓器障害の疑い

バイタルサインの評価
□意識（GCS<15）
□収縮期血圧（≦100mmHg）
□脈拍（>90/分）
□呼吸数（≧22/分）
□体温（<36℃ or >38℃）

SOFA スコア算出

乳酸値の測定

敗血症の疑いあり

敗血症性ショックが初期輸液で改善しない場合、ICUなど、移すことを考慮

敗血症初期治療バンドル

検査
● 血液培養 2 セット
● 疑いのある感染巣からの培養
● 適切な抗菌薬を選択しただちに開始
● 乳酸値の測定（繰り返し）
● 心エコー（繰り返し）

初期蘇生
● 初期輸液
　乳酸リンゲル液急速投与（30mL/kg）
● ノルアドレナリン
　（初期輸液に反応しない場合）

感染巣対策
● 感染巣の探索
● 感染巣のコントロール

ショックに対する追加投与薬剤
● バソプレシン ヒドロコルチゾン
● 心不全を伴う敗血症性ショック
　ドブタミンかアドレナリンを考慮

Point 一般病棟だからこそ敗血症を早期に見抜く

● 感染症で入院した患者は、状態が悪化すれば、敗血症となりうる。
● 高齢者、糖尿病、血液疾患、化学療法中など、易感染状態にある患者も敗血症になりやすい。
● SOFA に挙げられた項目（呼吸・意識・血圧）を常に意識して観察することが重要。
　⇒ SOFA[1] は敗血症の臓器障害を評価するスコア。主に ICU で使用される。

確認のポイント

● 感染を示唆する症状の有無
● 臓器障害を示唆する症状の有無
● バイタルサイン異常の有無

SOFAスコア

2点以上の急上昇は敗血症と診断

	0点	1点	2点	3点	4点
意識 GCS	15	13-14	10-12	6-9	<6
呼吸 PaO_2/F_1O_2 (mmHg)	≧400	<400	<300	<200 および 呼吸補助	<100 および 呼吸補助
循環	平均血圧≧ 70mmHg	平均血圧< 70mmHg	ドパミン< 5μg/kg/分 or ドブタミン 併用	ドパミン 5-15μg/kg/ 分 or ノルアドレナ リン≦0.1μg/ kg/分 or アドレナリン ≦0.1μg/kg/ 分	ドパミン> 15μg/kg/ 分 or ノルアド レナリン> 0.1μg/kg/ 分 or アドレナリン >0.1μg/kg/ 分
肝 ビリルビン値 (mg/dL)	<1.2	1.2-1.9	2.0-5.9	6.0-11.9	≧12.0
腎 血漿クレアチ ニン(mg/dL) 尿量(mL/日)	<1.2	1.2-1.9	2.0-3.4	3.5-4.9 <500	≧5.0 <200
凝固 血小板数 (×10³/μL)	≧150	<150	<100	<50	<20

Point 迅速な初期治療が重要

● SOFAスコア2点以上の急上昇は敗血症と診断する。
● 敗血症の診断または疑いがあれば、敗血症初期治療バンドルを実施する。
  ➡ 治療が1時間遅れるごとに患者の生存率は7.6%低下するため迅速な初期治療が重要
● 初期輸液でショックが改善しない場合、ICUなどでの治療を考慮する。

文献
1. 日本版敗血症診療ガイドライン2020特別委員会：日本版敗血症診療ガイドライン2020. 日集中医誌
   2021；28：S23. より引用

血液培養

(Point) 検体は「抗菌薬投与前」に「2～3セット」採取

- 血液培養の検体は、抗菌薬投与後の採取だと細菌の検出感度が低下するため、**抗菌薬投与前**に採取する。
- 血液培養検体は、1セットだけの採取では感度の低下とコンタミネーションが問題となるため、最低でも**2セット**、可能ならば3セット採取する。
- 採取血液量が多いほど菌を同定する割合が高くなるため、**規定量を採取**する。

(Point) 抗菌薬の選択とデエスカレーション

- 抗菌薬の開始の遅れは生命予後を左右するため、原因微生物を想定し広域抗菌スペクトラムを有する抗菌薬を多剤、経験的に使用する。
- 経験的に使用した抗菌薬は、血液培養結果による抗菌薬感受性が判明したのちに、可及的すみやかに狭域・単剤の抗菌薬へと変更する（デエスカレーション）。

デエスカレーション

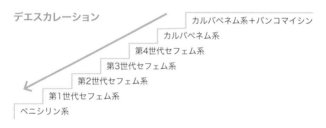

カルバペネム系＋バンコマイシン
カルバペネム系
第4世代セフェム系
第3世代セフェム系
第2世代セフェム系
第1世代セフェム系
ペニシリン系

ショックの原因

(Point) ショックの分類と主な原因をおさえる

- ショックとは、重要臓器の機能を維持するための十分な酸素と栄養素を供給できない状態である。
- ショックに陥っても、必ずしも血圧が低下するとは限らない。
- ショックの原因を明らかにし、ショック状態を遷延させないことが重要である。
- ショックは4つに分類され、それぞれの原因がある。

分類	主な原因
血液分布異常性ショック	●敗血症性ショック　●神経原性ショック　●アナフィラキシーショック
循環血液量減少性ショック	●出血性ショック　●体液喪失
心原性ショック	●心筋梗塞　●心筋症　●拡張型心筋症　●心室瘤　●僧帽弁閉鎖不全症　●大動脈弁狭窄症
心外閉塞・拘束性ショック	●心タンポナーデ　●収縮性心膜炎　●重症肺塞栓症　●緊張性気胸

(Point) ショックを疑ったらすみやかに対応する

● **ショックの5P**のいずれかの症状を確認した場合、ショック（または疑い）と判断し、医師へ報告する。
　➡5Pすべてが揃わなくても**「ショックの疑い」**と判断する。
● 状態悪化と急変に対応する準備を整え、原因検索を実施する。
● 状態悪化時はBLS・ALSに準じた対応を実施する。
　➡同時に家族などへの連絡も行う。

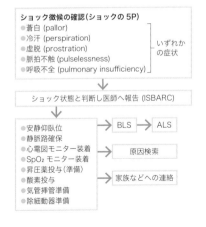

83

見逃せない症状・病態

アナフィラキシー

▷▷ **あわせてチェック!**

意識⇒p.36　呼吸⇒p.42　脈拍⇒p.44
血圧⇒p.46　体温⇒p.50　腹痛⇒p.68
嘔気·嘔吐⇒p.66

アナフィラキシー発生時の対応フロー

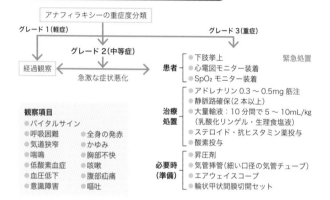

観察項目
- バイタルサイン
- 呼吸困難　　● 全身の発赤
- 気道狭窄　　● かゆみ
- 喘鳴　　　　● 胸部不快
- 低酸素血症　● 咳嗽
- 血圧低下　　● 腹部疝痛
- 意識障害　　● 嘔吐

Point 重症度は「臨床所見の状況」によって分類される

- グレード3(重症)のアナフィラキシーは**ショック**を呈し、すみやかに治療をしなければ血圧低下、呼吸停止、心停止など重篤な状態に至る。
  - ➡グレード1(軽症)の症状のみではアナフィラキシーとは判断しない。グレード2(中等症)以上の症状が複数ある場合、アナフィラキシーと判断する。
  - ➡グレード3またはグレード2で**急激な症状悪化**がある場合、緊急処置を実施する。
- 院内では、抗菌薬、解熱鎮痛薬(NSAIDs)、造影剤、局所麻酔、輸血などで起こる。
  - ➡食事によってアナフィラキシーが生じる可能性がある。
- 初反応の4〜10時間後に症状が再燃する2相性アナフィラキシーに注意する。
  - ➡2相性アナフィラキシーの発生率は0.4〜23%とされる[1,2]。

確認のポイント	
● ショック徴候の有無	● 喘鳴、気道狭窄、咳嗽の有無
● 皮膚の発赤・瘙痒の有無	● 嘔吐、下痢、疝痛の有無

臨床症状による重症度分類

		グレード 1 （軽症）	グレード 2 （中等症）	グレード 3 （重症）
皮膚・粘膜症状	紅斑・蕁麻疹・膨疹	部分的	全身性	←
	瘙痒	軽い掻痒（自制内）	掻痒（自制外）	←
	口唇、眼瞼腫脹	部分的	顔全体の腫れ	←
消化器症状	口腔内、咽頭違和感	口、のどのかゆみ、違和感	咽頭痛	
	腹痛	弱い腹痛	強い腹痛（自制内）	持続する強い腹痛（自制外）
	嘔吐・下痢	嘔気、単回の嘔吐・下痢	複数回の嘔吐・下痢	繰り返す嘔吐・便失禁
呼吸器症状	咳嗽、鼻汁、鼻閉、くしゃみ	間欠的な咳嗽、鼻汁、鼻閉、くしゃみ	断続的な咳嗽	持続する強い咳き込み、犬吠様咳嗽
	喘鳴、呼吸困難	―	聴診上の喘鳴、軽い息苦しさ	明らかな喘鳴、呼吸困難、チアノーゼ、呼吸停止、$SpO_2 \leq 92\%$、締めつけられる感覚、嗄声、嚥下困難
循環器症状	脈拍、血圧	―	頻脈（+15回/分）、血圧軽度低下[*1]、蒼白	不整脈、血圧低下[*2]、重度徐脈、心停止
神経症状	意識状態	元気がない	眠気、軽度頭痛、恐怖感	ぐったり、不穏、失禁、意識消失

*1 血圧軽度低下：1歳未満<80mmHg、1〜10歳<[80＋（2×年齢）]、11歳〜成人<100mmHg
*2 血圧低下：1歳未満<70mmHg、1〜10歳<[70＋（2×年齢）]、11歳〜成人<90mmHg

日本アレルギー学会：アレルギー総合ガイドライン2022, 協和企画, 東京, 2022：20. より転載

文献

1. Sampson HA, Mendelson L, Rosen JP. Fatal and Near-Fatal Anaphylactic Reactions to Food in Children and Adolescents. *N Engl J Med* 1992; 327(6): 380-384.

2. Grunau BE, Li J, Yi TW, et al. Incidence of clinically important biphasic reactions in emergency department patients with allergic reactions or anaphylaxis. *Ann Emerg Med* 2014; 63(6): 736-744.

血糖値と臨床症状

**200
mg/dL
以上**

高血糖（300mg/dL以上）症状
➡ケトアシドーシス、脱水症状、アセトン臭（ケトン体増加による甘酸っぱいにおい）、血圧低下、頻脈、深くて大きい呼吸（クスマウル大呼吸）

血糖 200mg/dL
以上になると、口
渇・多尿・多飲が
出現

**70
mg/dL**

糖尿病患者の低血糖では、前駆症状が出現することもある
●前駆症状の例：気が遠くなる感じ、気分不良、眠気など

強い空腹感

**50
mg/dL**

動悸

めまい

手指のふるえ

**30
mg/dL**

意識レベル低下

初期対応

● **高血糖時**：生理食塩液を中心とした輸液、ナトリウムや電解質の補正、インスリン投与を行う。
● **低血糖時**：意識清明であればブドウ糖10gを水で薄めて服用する。意識混濁〜消失の場合は50％ブドウ糖40mLを静脈内投与。
　➡どちらの場合でも、15〜20分後に再検査する。

▷▷ **あわせてチェック!**

意識➡p.36 　脈拍➡p.44
血圧➡p.46 　嘔気・嘔吐➡p.66
頭痛➡p.64 　めまい➡p.70

3

検査値異常

血糖・電解質

主要な電解質の値と症状

低			高	
<120mmol/L 生命の危機	● 脱力 ● 頭痛 ● けいれん ● 嘔吐	Na ナトリウム	● 口渇 ● 頭痛 ● 嘔気・嘔吐 ● けいれん	>160mmol/L 生命の危機
<2.5mmol/L	● 脱力 ● 筋力低下	K カリウム	● しびれ ● 心停止	>7.0mmol/L
<0.7mg/dL	● しびれ ● テタニー ● こむら返り	Mg マグネシウム	● 血圧低下 ● 徐脈 ● 傾眠	>8.0mg/dL
補正血清Ca <6mg/dL	● しびれ ● テタニー ● こむら返り	Ca カルシウム	● 口渇 ● 意識障害 ● 多尿	純正血清Ca >13.5mg/dL
<1mg/dL	● めまい 　脱力	P リン	● めまい 　脱力	>6mg/dL

初期症状と対応

電解質異常

観察項目
- ● 意識障害の有無
- ● 運動神経障害の有無
- ● 脱力感・筋力低下の有無
- ● 12 誘導心電図
- ● 嘔気・嘔吐の有無
- ● 尿量増加の有無

症状なし=緊急性なし

- ● 経口による補正を検討
- ● 経過観察

症状あり=緊急性あり

- ● 静脈路確保
- ● 積極的な電解質補正
- ● 原因疾患検索

血液ガスが示すこと

低いとき		高いとき
アシデミア	**pH**（酸塩基平衡の指標） 基準値7.40±0.05	アルカレミア
低酸素状態	**PaO_2**（酸素化の指標） 基準値80〜100 Torr	過剰酸素投与の状態
ヘモグロビンと酸素の 結合が低下している	**SaO_2**（酸素化の指標） 基準値96±2%	ヘモグロビンと酸素が 結合している
過剰な換気の状態	**$PaCO_2$**（換気の指標） 基準値40±5 Torr	肺胞換気量が不十分な 状態
代謝性アシドーシス	**HCO_3^-**（代謝すなわち腎機能 の指標）基準値24mEq/L	代謝性アルカローシス
代謝性アシドーシス	**BE**（正常なpHへ戻すために 必要な酸の量） 基準値 0±2mEq/L	代謝性アルカローシス

(Point) pHは換気と代謝で変化する

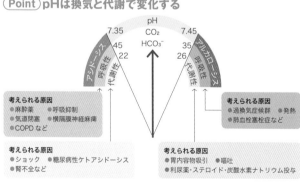

考えられる原因
● 麻酔薬　● 呼吸抑制
● 気道閉塞　● 横隔膜神経麻痺
● COPD など

考えられる原因
● 過換気症候群　● 発熱
● 肺血栓塞栓症 など

考えられる原因
● ショック　● 糖尿病性ケトアシドーシス
● 腎不全 など

考えられる原因
● 胃内容物吸引　● 嘔吐
● 利尿薬・ステロイド・炭酸水素ナトリウム投与

確認のポイント

● 呼吸状態（換気、酸素化）
● 腎機能

アシドーシス・アルカローシスの見かた

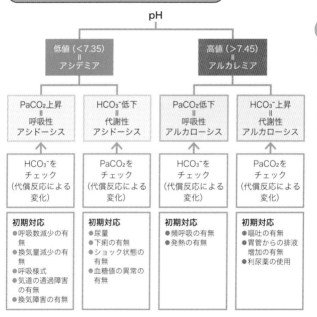

pH

低値（<7.35）
＝
アシデミア

高値（>7.45）
＝
アルカレミア

$PaCO_2$上昇 ＝ 呼吸性 アシドーシス	HCO_3^-低下 ＝ 代謝性 アシドーシス	$PaCO_2$低下 ＝ 呼吸性 アルカローシス	HCO_3^-上昇 ＝ 代謝性 アルカローシス
HCO_3^-を チェック （代償反応による 変化）	$PaCO_2$を チェック （代償反応による 変化）	HCO_3^-を チェック （代償反応による 変化）	$PaCO_2$を チェック （代償反応による 変化）
初期対応 ●呼吸数減少の有無 ●換気量減少の有無 ●呼吸様式 ●気道の通過障害の有無 ●換気障害の有無	**初期対応** ●尿量 ●下痢の有無 ●ショック状態の有無 ●血糖値の異常の有無	**初期対応** ●頻呼吸の有無 ●発熱の有無	**初期対応** ●嘔吐の有無 ●胃管からの排液増加の有無 ●利尿薬の使用

大部屋での急変

意識・呼吸・循環確認	
∨	
応援要請	● 意識なし、または心肺停止時はすみやかに応援要請する。 ● 処置室や個室など、蘇生処置ができる**場所の確保**も依頼する。
∨	
カーテンなどで仕切る	● 同室者の目に触れないようにする。
∨	
その場で心肺蘇生	● 心肺停止時は、すみやかに**心肺蘇生を開始**する。 ● 酸素配管がなければ、酸素ボンベを準備する。
∨	
同室者への移動待機を依頼	● 移動可能な同室者は、談話室などへ移動し、待機するよう依頼する。 ● 移動できない患者は、ベッドを動かすなど蘇生環境を整える協力をあおぐ。 ● 同室、近隣病室患者の不安感を助長しないように、医療者の声が大きくならないように注意する。
∨	
患者を個室や処置室へ移動する	● マンパワーの確保、移動先の部屋の準備、移送の準備・通路確保が整ったら移動する。
∨	
移動してくれた同室者への声かけ	● 協力してくれた同室者に感謝の気持ちを伝え、戻ってもよいことを伝える。

> 例えば…：「隣のベッドの患者からナースコールがあったとき」
> 「ラウンド時に急変に気づいたとき」の対応

夜間の急変の判断

(Point) 「心肺停止かどうか」は、患者を起こさなくても観察できる

- 心肺停止の有無は、「息があるか」「胸郭の挙上」があるかで判断できる。
  ➡ 寝返りや体動の有無でも判断できる。
- 普段は、睡眠時にいびきをかかない患者が「いびき様の呼吸」をしているときは、まず、**死戦期呼吸**を疑う必要がある。
  ➡ 死戦期呼吸は「心停止直前のあえぎ呼吸」と言われている。呼吸しているようにみえても、肺で酸素化ができる呼吸ではないため、呼吸停止と同様にバッグバルブマスク換気が必要である。

(Point) 睡眠中でも観察できる他覚的症状をおさえる

- 周期的な異常呼吸(チェーン・ストークス呼吸)を認めたときは、まず脳血管障害を疑う。
  ➡ ただし、チェーン・ストークス呼吸は、心不全の増悪や腎不全(尿毒症)時にも生じることに注意が必要。
  ➡ 心不全や腎不全の患者では、呼吸パターンの変調は急変の徴候として、睡眠時も観察する。

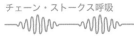

正常な呼吸パターン

チェーン・ストークス呼吸

呼吸が徐々に増大と減少を繰り返した後、しばらく停止する周期的な異常呼吸

- 冷汗や顔面蒼白などから**ショック徴候**は判断できる。
- 胸鎖乳突筋の緊張や鎖骨上窩の陥没などから**努力呼吸**の徴候なども判断できる。

(Point) 「意識レベル変化」だけは、患者を起こして確認する

- 意識レベルの変化は、眠っているのか、意識レベルが低下しているのか、睡眠中は判断がつかない。
  ➡ **脳血管障害**など、意識レベルに変化を生じる可能性がある患者の場合は、定期的に起こして意識レベルを確認する必要がある。
- それ以外の場合は、フィジカルアセスメントで異常があれば、患者を起こして自覚症状を確認し、バイタルサイン測定や12誘導心電図測定などを行う。

トイレでの急変

声をかけ 意識確認	● トイレのドアの外から声をかける。

応援要請	● 意識がない（意識はあるが、患者が1人で出られない） 場合は応援要請する。 ● **ストレッチャー**と**トイレの鍵**を依頼する。──

呼吸・循環と 状況の確認	● トイレのドアが内開きで十分に開かない場合でも、隙 間から手が入るなら、橈骨動脈などに触れ、脈拍の確 認をする。 ● 胸郭の挙上が見えるなら、呼吸の確認をする。 ● 同時に、どのように倒れているか、状況の確認をする。

トイレから 廊下へ移動する	● トイレのドアが内開きで、ドアを十分に開けない場合 は、患者をいったん便器に座らせ、ドアを開く**スペー ス**を確保する。── ● ドアが開いたら、患者の腕を組ませ、引き寄せるよう にして廊下へ移動する。──

心肺蘇生	● 心肺停止時は、すみやかに廊下で心肺蘇生を開始する。 ● 外傷の有無、便器内外の吐血・下血の有無を確認する。 ● 出血を伴う場合は、圧迫止血する。

病室または 処置室へ移動	● 人手が確保できたら、ストレッチャーに乗せ、病室ま たは心肺蘇生ができる処置室などへ移動する。

例えば…「トイレから緊急コールがあったとき」
「トイレの時間が長いとき」の対応

個室の外から鍵を開ける方法（例）

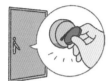

● 外側の中心部分に溝があるタイプでは、コインやハサミなどで溝の向きを変える（横➡縦）と、開くことが多い

便器に座らせる方法

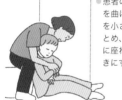

● 患者の手足を曲げて体を小さくまとめ、便器に座れる向きにする

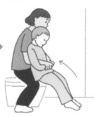

● 患者の手首を持って引き上げ、いったん便器に座らせて、ドアを開ける

引き出し方

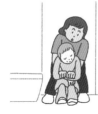

● 患者の手首を持ち、背中をドア側に向ける

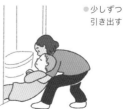

● 少しずつ引き出す

お風呂での急変

| 声をかけ
意識確認 | ●浴室のドアの外から声をかける。
●返答がなければ、ドアを開けて浴室へ入る。 |

| 気道確保、浴槽の
湯の栓を抜く | ●患者の顔が浴槽の湯に浸かっていたら、患者の顔を手で引き上げる。
●浴槽の湯の栓を抜く。 |

| 応援要請 | ●患者の意識がない場合、または、意識があっても看護師1人の介助では出られない場合は、応援要請する。
●**ストレッチャー**を依頼する。 |

| 浴槽から
患者を救出する | ●応援が来たら、**看護師2人**で浴槽から患者を出す。
●1人は「患者の腕を組ませ、脇の下に手を差し込んで上半身を抱え」、もう1人は「下半身を抱え」ながら、浴槽から患者を出す。 |

| 呼吸・循環の確認 | ●頸動脈の触知、呼吸の有無を確認する。 |

| 心肺蘇生 | ●心肺停止時は、すみやかに浴室で心肺蘇生を開始する。
●AED実施時は、前胸部のパッド装着部の水滴をタオルで拭き取る。 |

| 病室または
処置室へ移動 | ●人手が確保できたらストレッチャーに乗せ、病室または心肺蘇生ができる処置室などへ移動する。 |

「お風呂から緊急コールがあったとき」
「お風呂の時間が長いとき」の対応

気道確保の方法

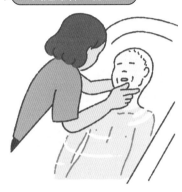

- 意識・呼吸の確認を行う。
- 片手で頭部を支え、もう片方の手で気道確保を行う（頭部後屈あご先挙上）。

浴槽からの救出方法

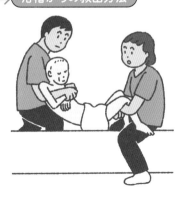

- 背後から、交差させた患者の腕をつかむようにすると、すべりにくい。

食事中の急変

チョークサインの 有無を確認	● 異物による**気道閉塞**は、チョークサインを認める。
∨ ∨	
口腔内を観察し、 異物の有無を確認	● 口腔内に食物が見えるときは、噛まれないようにバイトブロックを装着し、食物をかき出す。 ● 口腔内より奥に食物がある場合、**ハイムリック法**または**背部叩打法**を実施する。 ● ハイムリック法・背部叩打法で異物を除去できない場合、気管挿管の適応となる。
∨ ∨	
吸引の実施	● 食物をかき出すと同時に、口腔内と気管内の吸引を実施する。

Point 気道閉塞は緊急事態

● 高齢者や**摂食嚥下障害**のある患者では、食事中の誤嚥を起こすことがある。
● 誤嚥による窒息（気道閉塞）は、緊急処置を施さなければ心肺停止に至る。
　➡ ハイムリック法と背部叩打法を身につけておくべきである。
　➡ ハイムリック法は妊婦・乳児には禁忌であるため、背部叩打法を行う。

完全に気道が閉塞すると発声できなくなります。また、誤飲によって上気道が狭窄した場合には、吸気性の喘鳴が聞かれることもあります

例えば…
「食事中、急に黙り込んだとき」
「食事中、ひどく咳き込んでいるとき」の対応

チョークサイン

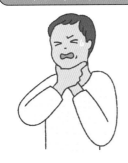

- 第1指と第2指で「のどをつかむような」仕草をする。
- 「窒息のサイン」として知られる。

ハイムリック法

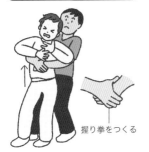

握り拳をつくる

- 患者の背部に回り、心窩部に手を回し、患者に触れる側の手で握り拳をつくる。
- 握り拳を素早く、手前上方に向かって引き上げる。

背部叩打法

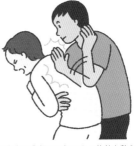

- 患者の背部を叩打できる体勢を整える。
- 手の甲で肩甲骨の間を力強く連続して叩打する。

こんなときどうする？ 特殊な状況下での対応
移動中の急変

| 応援要請 | ● 急変していることを部署または近くにいる職員に伝え、応援を要請する。 |

$\vee$

| 処置できる場所に移動する | ● その場での処置には限界があるため、もとの病室や処置室に移動する。
→ 移動途中でも実施できる処置（**胸骨圧迫**、**バッグバルブマスク換気**）を行いながら移動する。
● 女性が実施する胸骨圧迫のポジションは「straddling（馬乗り）」が有効である。 |

（Point）移動時にも「急変が起こりうる」という想定が重要

- 病棟から CT 室、ICU から CT 室など、移動途中に患者が急変することも起こりうる。
- 特に、重症であればあるほど、患者急変のリスクは高まる。
  → 重症患者の移動は、急変に備えた応急処置を実施できる体制を整え移動する。

移動時の急変に備えた必要物品

気管挿管あり	気管挿管なし
● 搬送用人工呼吸器	● 除細動器
● 除細動器	● 酸素ボンベ
● 酸素ボンベ	● バッグバルブマスク
● バッグバルブマスク	● ディスポーザブル手袋
● ポータブル吸引器・吸引チューブ	● アルコール綿
（搬送先まで距離が遠い場合）	● 注射器
● ディスポーザブル手袋	● アドレナリン
● アルコール綿	（必要時：細胞外液 ジアゼパム）
● 注射器	
● アドレナリン	
（必要時：細胞外液 ジアゼパム）	

> **例えば…** 「検査室に向かっている間に、
> みるみる顔面蒼白になった」ときなどの対応

Straddlingによる胸骨圧迫

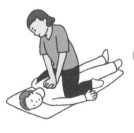

● **ストレッチャー移送時に女性看護師が胸骨圧迫を行う際には、「ストレッチャー上で患者に馬乗りになって胸骨圧迫を行う」のが効果的とされている** [1]。

➡ この方法であれば、一般的に行われている「床上での胸骨圧迫」と同様の質を保てる。

症状別・対応の違い

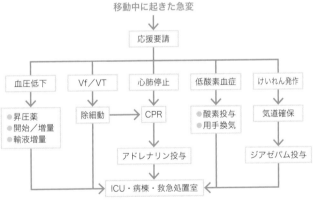

移動中に起きた急変

↓

応援要請

- 血圧低下 → ● 昇圧薬 ● 開始／増量 ● 輸液増量
- Vf／VT → 除細動 → CPR → アドレナリン投与
- 心肺停止 → CPR
- 低酸素血症 → ● 酸素投与 ● 用手換気
- けいれん発作 → 気道確保 → ジアゼパム投与

→ ICU・病棟・救急処置室

文献
1. 水上玲子, 光澤裕香, 井出令奈, 他：ストレッチャー移送時に女性看護師が行う胸骨圧迫の姿勢による質の比較. 日本看護科学会誌 2021；41：45-51.

MEMO

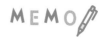

PART

4

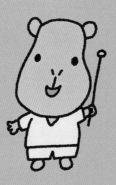

急変時に
よく使う
物品・薬剤

救急カート

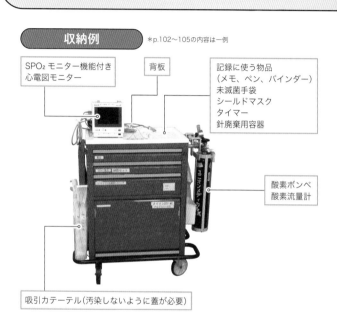

収納例

*p.102～105の内容は一例

SPO₂ モニター機能付き
心電図モニター

背板

記録に使う物品
（メモ、ペン、バインダー）
未滅菌手袋
シールドマスク
タイマー
針廃棄用容器

酸素ボンベ
酸素流量計

吸引カテーテル（汚染しないように蓋が必要）

1段目	心肺蘇生で使用する薬剤
2段目	患者の状態や疾患に応じた薬剤
3段目	血管確保用材料など
4段目	気道確保用材料など
5段目	気管挿管セットなど
6段目	点滴ボトルなど

特に、薬品の
「アンプルなどが破損していないか」
「有効期限が切れていないか」
「定数があるか」
を必ずチェック

● 定期的な整備・点検が重要となる。
● 応援に来たスタッフが迷わず使えるように、院内でおおまか
　に統一を図るのが望ましい。

1段目 心肺蘇生で使用する薬剤など

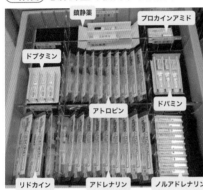

鎮静薬　　　プロカインアミド

ドブタミン

アトロピン　　　ドパミン

リドカイン　　アドレナリン　　ノルアドレナリン

内容の例
● 鎮静薬
● プロカインアミド
● ドブタミン
● アトロピン
● ドパミン
● リドカイン
● アドレナリン
● ノルアドレナリン

2段目 状態に応じた薬剤など

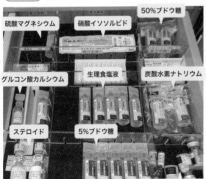

　　　　　　　　　　　50%ブドウ糖

硫酸マグネシウム　硝酸イソソルビド

グルコン酸カルシウム　生理食塩液　炭酸水素ナトリウム

ステロイド　　5%ブドウ糖

ニカルジピン、アミノフィリン、ヘパリンナトリウム など

内容の例
● 硫酸マグネシウム
● 硝酸イソソルビド
● 50%ブドウ糖
● グルコン酸
　カルシウム
● 生理食塩液
● 炭酸水素ナトリウム
● ステロイド
● 5%ブドウ糖
● ニカルジピン
● アミノフィリン
● ヘパリンナトリウム
　など

(3段目) 血管確保用材料など

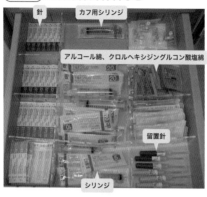

針
カフ用シリンジ
アルコール綿、クロルヘキシジングルコン酸塩綿
留置針
シリンジ

内容の例
- 針
- カフ用シリンジ
- アルコール綿
  クロルヘキシジン
  グルコン酸塩綿
- 留置針(20G 以上の
  太さも必要)
- シリンジ(各サイズ)
  など

(4段目) 気道確保材料など

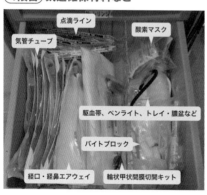

点滴ライン
酸素マスク
気管チューブ
駆血帯、ペンライト、トレイ・膿盆など
バイトブロック
経口・経鼻エアウェイ
輪状甲状間膜切開キット

内容の例
- 気管チューブ
- 点滴ライン
- 酸素マスク
- 駆血帯
- ペンライト
- トレイ・膿盆
- バイトブロック
- 経口・経鼻
  エアウェイ
- 輪状甲状間膜切開キット
  など

(5段目) 気管挿管セットなど

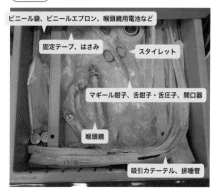

ビニール袋、ビニールエプロン、喉頭鏡用電池など

固定テープ、はさみ

スタイレット

マギール鉗子、舌鉗子・舌圧子、開口器

喉頭鏡

吸引カテーテル、排唾管

内容の例
- ●ビニール袋
- ●ビニールエプロン
- ●喉頭鏡用電池
- ●固定テープ
- ●はさみ
- ●スタイレット
- ●マギール鉗子
- ●舌鉗子・舌圧子
- ●開口器
- ●喉頭鏡(3号・4号)
- ●吸引カテーテル
- ●排唾管
  など

(6段目) 点滴ボトルなど

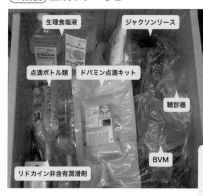

生理食塩液

ジャクソンリース

点滴ボトル類

ドパミン点滴キット

聴診器

BVM

リドカイン非含有潤滑剤

内容の例
- ●生理食塩液
- ●点滴ボトル類
- ●ジャクソンリース
- ●聴診器
- ●バッグバルブマスク
- ●リドカイン非含有
  潤滑剤
- ●ドパミン点滴キット
- ●CO_2 ディテクター
  など

気管挿管の際、気管チューブに接続し、色調が変化すれば「呼気中のCO_2=気管挿管の成功」と判断できる。

4 物品チェックのポイント 救急カート

酸素投与デバイス（低流量・高流量）

低流量システム

- デバイスから供給されるガスの総流量が、1回換気量よりも少ない。
- 患者の呼吸パターンにより、吸入気酸素濃度が異なる。

(Point) 患者の状態によって適切なデバイスを選択する

鼻カニューラ	簡易酸素マスク	リザーバー付き酸素マスク

● 酸素流量が多いと、鼻粘膜の刺激が強く痛みを生じる ➡ 吸入気酸素濃度の上昇は期待できない	● マスクにたまる呼気（二酸化炭素）の再吸入を避けるため、酸素流量は5L/分以上にする	● 50%以上の高濃度酸素投与が可能 ● 必ず加湿が必要

(Point) デバイスにより供給される「酸素流量と酸素濃度」が異なる

酸素流量（L/分）		1	2	3	4	5	6	7	8	9	10
酸素濃度（%）	鼻カニューラ	24	28	32	36	40	6L/分以上は使用しない				
	簡易酸素マスク	4L/分以下は使用しない				35~40	40~50		50		
	リザーバー付き酸素マスク	5L/分以下は使用しない					60~70				

高流量システム

●デバイスから供給されるガスの総流量が、1回換気量よりも多い。
●患者の呼吸パターンに左右されず、安定した酸素濃度が供給できる。

(Point) 主流は使い捨ての蒸留水を使用した閉鎖式システム

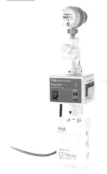

旧来のインスピロンネブライザー（加湿水をボトルに注いで使う開放式システム）を使う場合は、「加湿水の継ぎ足し」は行わず、そのつど残った加湿水を廃棄してから新しい加湿水を注ぐ

インスピロンイージーウォーター（日本メディカルネクスト）

(Point) 成人では流量「30L/分以上」になるよう設定する

酸素流量 (L/分)		4	5	6	7	8	9	10	11	12	13	14	15
ダイヤル目盛(%)	35	22	28	33	39	45	50	56	62	67	73	79	84
	40	16	20	24	29	33	37	41	45	49	54	58	62
	50	10	13	16	19	21	24	27	30	32	35	38	40
	70	6	8	9	11	12	14	16	17	19	21	22	24
	100	4	5	6	7	8	9	10	11	12	13	14	15

（インスピロンイージーウォーターの総流量表）

酸素投与デバイス（HFNC）

高流量酸素鼻カニューラ（HFNC）

●専用の鼻カニューラを用いて、加温加湿されたガスを高流量で供給するデバイス。

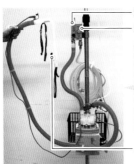

流量設定
濃度設定

メリット
①酸素濃度100%まで安定して供給できる。
②鼻粘膜の線毛機能の最適化が図れる。
③解剖学的死腔を洗い流し、呼吸仕事量を減少させる。
④少量の気道陽圧がかかる。
⑤食事や会話が可能である。

鼻プラグ

HFNCの評価

効果判定の チェックポイント	●呼吸数の減少　●呼吸困難感の改善
	●鎖骨上窩の陥没の減少
	●胸腹部の非同調の減少　●SpO$_2$の改善
	●心拍数の減少

●HFNC を開始後、効果判定（上記の表に示した項目）を観察し、改善がみられない場合は、NPPV を含む人工呼吸への移行を検討する。
　➡人工呼吸移行の遅延は死亡率悪化と関連する可能性がある。

- HFNC装着後30〜60分経過しても呼吸状態が改善しない場合は、人工呼吸管理への移行を検討する。
- 必ず「流量30L/分以上」で管理する。

流量設定

| 少なめの流量
（10〜20L/分）
で開始 | ● 患者が慣れてきたら少しずつ流量を上げる。

「高い流量から始めて下げていく」方針の場合は、患者が驚かないよう十分に説明すること |

| 目標流量
（≧30L/分）に
達したら
外気の吸い込みの
有無を確認 | ● 吸気時にも酸素が漏れている状態が正常である。
●「吸気時に外気を吸い込んでいる＝流量不足で吸入酸素濃度が低下している」状態である。 |

- 安静時の成人の一回換気量は平均30L/分なので、流量30L/分以上は厳守する。
  ➡ Ⅰ型呼吸不全患者では、30L/分の吸気流量では足りないことが多い。

加湿水の管理

(Point) HFNC回路は「開放式」であることを忘れない

- HFNCは大気に開放されているため、蒸留水の減りが早い。
  ➡ 加湿水がなくなると空だきとなり、乾燥した酸素が高流量で直接鼻腔に流れ、鼻粘膜の刺激による痛みだけでなく、鼻出血を起こすこともある。
- HFNCを使用するときは、加湿水を空にしないようにする。
  ➡ 加湿水は、なるべく大容量（1Lなど）を使用する。

NPPV（非侵襲的陽圧換気）

NPPVで用いられる代表的な人工呼吸器

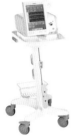

V60（PHILIPS）
NPPV
(non-invasive positive
pressure ventilation)：
非侵襲的陽圧換気

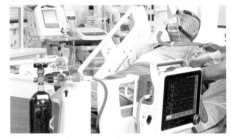

NKV-330（日本光電）

搬送用人工呼吸器としても設計されており、ベッドサイド
やストレッチャーのサイドレールに掛けて搬送ができる

NPPVマスク

ネーザルマスク　　　フルフェイスマスク　　トータルフェイスマスク

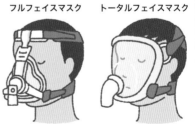

●急変時に使用するのは主にフルフェイスマスクかトータルフェイスマスクである。

● 意識があり、痰の喀出ができる患者に用いる。
● マスクによる潰瘍予防のために、創傷被覆剤を用いる。

(Point) 使用前に「呼気ポートの有無」を確認

● NPPV マスクには「呼気ポート付きマスク」「呼気ポートなし」の2種類がある。
● 呼気ポートから呼気が出るため、孔は塞いではならない。

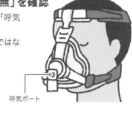

呼気ポート

初期設定でおさえておきたいこと

● CO_2 貯留がなければ CPAP モード、CO_2 貯留があれば S/T モード(PS モード)を選択する。
● NPPV はマスクからのリークを 40L/ 分前後許容できるように設計されている。
  ➡マスクの圧迫感や強い圧に患者が抵抗を示す場合、マスクを締めつけすぎず、低い圧や CPAP から開始する。

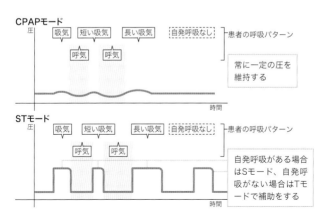

CPAPモード

圧

| 吸気 | 短い吸気 | 長い吸気 | 自発呼吸なし |

呼気　呼気

患者の呼吸パターン

常に一定の圧を
維持する

時間

STモード

圧

| 吸気 | 短い吸気 | 長い吸気 | 自発呼吸なし |

呼気　呼気

患者の呼吸パターン

自発呼吸がある場合
はSモード、自発呼
吸がない場合はTモ
ードで補助をする

時間

ここもおさえて！
人工呼吸器の初期設定

急変時の初期設定（気管挿管の場合） ＊写真は一例

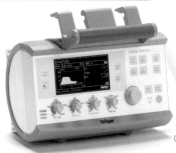

Oxylog®3000Plus
（ドレーゲルジャパン）

設定項目

酸素濃度	換気量/吸気圧	呼吸回数	PEEP
60%で設定（SpO₂ 93%を目標に増減）	●従量式：換気量は、成人男性500mL、成人女性400mLで開始 ●従圧式：吸気圧は、呼気換気量を見ながら、成人男性500mL・成人女性400mLで調整（吸気圧20〜30cmH₂Oの範囲で）	15〜20回/分で設定	5cmH₂Oで設定 ➡低酸素血症が続くようなら、10cmH₂Oへ増やす

設定の調整幅

酸素濃度（FIO₂）		60%（0.6〜1.0）
換気量/吸気圧	1回換気量	男性：500mLまたは8mL/kg 女性：400mLまたは8mL/kg
	吸気圧	20〜30cmH₂O、呼気換気量8mL/kg
呼吸回数（回/分）		15〜20回
PEEP		5〜10cmH₂O

- ●搬送用人工呼吸器を使用する場合は、酸素ボンベも準備する。
- ●病室の中央配管と人工呼吸器のタイプを考慮することも大切。

人工呼吸器の配管（酸素・空気）

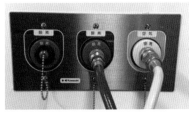

- ●人工呼吸器には「酸素のみ必要とするタイプ（Savina 300、Oxylog3000Plusなど）」と「酸素と空気を必要とするタイプ（Evita V60など）」の2種類がある。
- ●病室の中央配管にも「酸素のみの部屋」「酸素と空気の配管がある部屋」があるので確認が必要である。

酸素ボンベ

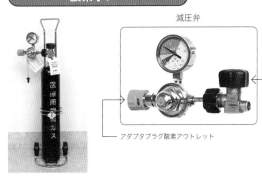

減圧弁

ボンベ元栓

アダプタプラグ酸素アウトレット

- ●搬送用人工呼吸器は「酸素のみ必要とするタイプ」である。
- ●酸素ボンベの減圧弁は「アダプタプラグ酸素アウトレット型」を使用する。
  - ➡このタイプの減圧弁を使用すると、酸素ボンベの元栓を開けなければ酸素が出てこないので注意する。
- ●酸素濃度（F_iO_2）が60%以上や換気量の多い患者では、15〜30分以内に酸素ボンベが空になるので注意する。

輸液

急変時に使う輸液剤の種類と特徴

Point 急変時には「細胞外液」投与を行う

● 急変時は、循環血液量をすみやかに補正し、血圧を維持し、末梢臓器の血流を保つことが第一優先となる。
● したがって、投与すべき輸液剤は細胞外液（等張電解質液）となる。

細胞外液 （細胞外液 補充液）	● 生理食塩液	★ ラクテック®注	★ ソルラクト®輸液
	★ ラクトリンゲル液	★ ハルトマン液	● ニソリ®輸液
	● ソルアセト F輸液	● ヴィーン F輸液	● ソリューゲン® F注
	● ビカネイト®輸液	● ビカーボン®輸液	

★ は乳酸リンゲル液

Point 第一選択は「生理食塩液以外の細胞外液」が原則

● 生理食塩液以外の細胞外液（乳酸リンゲル液など）を第一選択とする場合が多い。
　➡ 効果は同等だが、高 Cl 性代謝性アシドーシスなどのリスクを考慮する必要がある。
● 高カリウム血症や高カルシウム血症がある場合には、生理食塩液を用いる。
　➡ 生理食塩液以外の輸液には、微量だが K と Ca が含有されているため。
● 急性脳損傷では、生理食塩液を選択することが望ましい。

Point 急変時には「Naを含まない輸液」を避ける

● 血管内の水分は血管外へ自由に移動する（自由水）ので、血管内には等張液の 25 ％（最終的には 10 ％程度）しか残らない。
　➡ 低張液は、さらに少量しか血管内に残存しないので、蘇生には不向きである。
● Na 含有量が低い維持輸液や Na を含まないブドウ糖液などを投与しても、血管内にはわずかな水分量しか残らず、循環血液量はほとんど増えない。
● コロイド輸液（アルブミン、ボルベン®、デキストランなど）は、大量出血時の体液補充としては効果的だが、等張電解質輸液と比べて特別に優る点はない。

● 急変時の輸液は「乳酸リンゲル液」が第一選択となる。
● 「全開による急速投与」が原則だが、心不全患者の場合は考慮が必要となる。

投与後の血管内分布は…

	血漿	間質	細胞内
5%ブドウ糖1000mL　➡➡➡➡➡	83mL	250mL	667mL
乳酸リンゲル・生食1000mL　➡➡➡	250mL	750mL	
5%アルブミン1000mL　➡➡➡➡➡	750mL	250mL	

急変時の輸液における速度・量の考えかた

(Point) 急変時には大量の輸液を「急速輸液」することが重要

● ショック状態にある急変時には、輸液の急速投与を行う。
  ➡ 輸液によって一回心拍出量と心拍出量が増加した結果、酸素供給量が増えることを期待する。
● 急変時は、血管内容量の急激な減少に伴う**循環血液量減少性ショック状態**であることが多い。
  ➡ 循環血液量減少性ショック状態の場合、血管が急速に収縮することによって血圧を保つ代償機構と、体液がゆるやかに血管外（組織間液）から血管内へ移動することで循環体液量を維持する代償機構がはたらく。
  ➡ 短時間に体液が大量に失われると、この代償機構でカバーできないため、大量輸液が必要となる。
● 輸液投与は、全開による急速投与が原則だが、すでに**心不全**がある患者の場合は、かえって循環動態を悪化させてしまうことがあるので、慎重に投与する。

循環血液量減少時に起こること

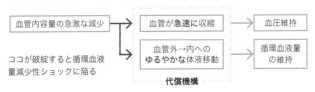

血管内容量の急激な減少

ココが破綻すると循環血液量減少性ショックに陥る

血管が急速に収縮　→　血圧維持

血管外→内への**ゆるやかな体液移動**　→　循環血液量の維持

代償機構

ここもおさえて!
輸血

患者と輸血製剤の照合

照合するタイミング	製剤の受け渡し時、輸血準備時、輸血実施時
照合する項目	患者氏名(同姓同名に注意)、血液型、製剤名、製造番号、有効期限、交差適合試験の検査結果、放射線照射の有無など
照合する資材	交差試験適合表の記載事項、製剤本体および添付伝票

照射年月日・照射線量
輸血口

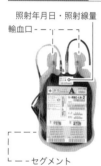

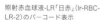

セグメント

照射赤血球液-LR「日赤」(Ir-RBC-LR-2)のバーコード表示

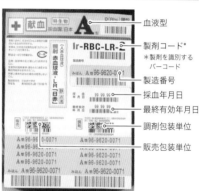

血液型

製剤コード*
*製剤を識別する
バーコード

製造番号

採血年月日

最終有効年月日

調剤包装単位

販売包装単位

(Point) 製剤名の見かた

- ●Ir(Irradiated):移植片対宿主病(GVHD)予防を目的として、15Gy以上50Gy以下の放射線が照射されている。
- ●RBC(red blood cells):赤血球製剤
- ●FFP(fresh frozen plasma):血漿製剤
- ●PC(platelet concentrate):血小板製剤
- ●LR(Leukocytes Reduced):保存に伴う凝集塊発生の予防、輸血関連副作用(発熱反応や同種免疫反応など)予防・低減のため、保存前白血球除去が実施されている。

●輸血は「**専用の輸血セットで、太い静脈から単独投与**」が原則となる。

●**開始から5分間、15分後、終了後**の観察が重要。

輸血ライン

●輸血製剤は、専用の輸血セットを用いる。

●輸血製剤は、「太い静脈から単独投与」するのが基本。

●側管から投与する場合は、留置針までの距離が最も短い位置にある三方活栓を選択し、輸血開始前後に、生理食塩液でリンス(洗い流し)を必ず行う。

輸血時の観察と輸血速度

輸血前	●体温、血圧、脈拍、可能であれば SpO_2 を測定する。
∨	
輸血中	**<観察>** ●開始後5分間はベッドサイドで患者を観察(急性反応の確認) ●開始後15分程度経過した時点で再度患者を観察 ●輸血の副作用と考えられる症状出現時は、ただちに輸血を中止して医師へ連絡 　➡輸血セットを交換し、生理食塩液または細胞外液類似輸液などに切り替えるなど **<速度(成人の場合)>** ●開始後10〜15分間は1mL/分程度、その後は5mL/分程度
輸血後	●患者氏名、血液型、製造番号を再度確認し、診療録にその製造番号を記載 ●輸血関連急性肺障害(TRALI)や細菌感染症などの副作用が起こることがあるので、輸血終了後も継続的な患者観察を実施

(Point) 輸血の副作用だけでなく「輸血過誤」にも注意する

●輸血に関連した有害事象には、GVHDなどの副作用のほか、人的な「過誤および手順の逸脱」が原因の輸血過誤もある。

●輸血過誤のうち、ABO不適合輸血は、患者の血液型と異なる血液型の輸血用血液製剤を輸血する過誤であり、最大の原因は「患者・製剤の照合間違い」である。

Point 異型適合血は「輸血しても溶血が起こらない血液型の血液」

- 輸血できる血液型は、本人の血液型と同じ血液型か、輸血しても異常反応が現れない血液型に限られる。
    - ⇒異型輸血（異型適合血ではない血液製剤の投与）を行うと、赤血球の膜が破壊され、**溶血**する。溶血が起こると、血圧低下・腎不全・DIC（播種性血管内凝固）などの症状が出現し、死に至ることもあるため、適切な対応が必要となる。

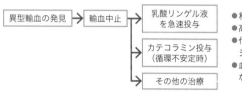

赤血球製剤（RBC）

種類	● 照射赤血球液-LR（Ir-RBC-LR） ● 赤血球液-LR（RBC-LR）
目的	● 全身への酸素供給と循環血液量の維持
投与量の 計算式	● 予測上昇Hb値（g/dL）＝投与Hb量（g）／循環血液量（dL） ● 循環血液量：70mL/kg〔⇒循環血液量（dL）＝体重（kg）×70mL/kg/100〕
緊急時・大量 出血時の適合 血液の選択	● 緊急時で、血液型確定前は「O型の赤血球製剤」を使用 　⇒血液型確定後は「ABO同型血」を使用する ● 大量出血で、同型血不足時は、異型適合血を使用する

患者の 血液型	赤血球製剤：選択の優先順位			
	第1選択	第2選択	第3選択	
A	A	O	―	異型適合血を 使用した場合は、 投与後の溶血反 応に注意
B	B	O	―	
AB	AB	A、B	O	
O	Oのみ			

血漿製剤（FFP）

種類	●新鮮凍結血漿-LR（FFP-LR）
目的	●凝固因子の補充

<table>
<tr>
<td rowspan="3">緊急時・大量出血時の適合血液の選択</td>
<td colspan="5">●ABO型血液検査は必須である
　➡製剤と患者のABO型血液型が合致していれば交差適合試験は省略できる
●大量出血で、同型血不足時は、異型適合血を使用する</td>
</tr>
</table>

	新鮮凍結血漿：選択の優先順位			
患者の血液型	第1選択	第2選択	第3選択	
A	A	AB	B	異型適合血を使用した場合は、投与後の溶血反応に注意
B	B	AB	A	
AB	AB	A、B	—	
O	全型適合			

4　ここもおさえて！　輸血

血小板製剤（PC）

保存時は、血小板振とう器を用いておだやかに水平振とうする

種類	●照射濃厚血小板-LR（Ir-PC-LR） ●濃厚血小板-LR（PC-LR）
目的	●血小板成分の補充

<table>
<tr>
<td rowspan="3">緊急時・大量出血時の適合血液の選択</td>
<td colspan="5">●ABO型血液検査は必須
●大量出血で、同型血不足時は、異型適合血を使用する</td>
</tr>
</table>

	血小板製剤：選択の優先順位			
患者の血液型	第1選択	第2選択	第3選択	
A	A	AB	B	異型適合血を使用した場合は、投与後の溶血反応に注意
B	B	AB	A	
AB	AB	A、B	—	
O	全型適合			

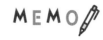

MEMO

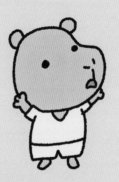

おさえたい
4つのワザ

ドクターコール

ドクターコールをする場面

急激な病状変化で放置することで生命の危機的状況に直結する状態	例	● 血圧・SpO₂の急激な低下 ● VFやVT、徐脈など循環に影響を及ぼす致死的不整脈 ● 意識レベルの急激な低下 ● 気管チューブの抜去（自己・事故） ● 転倒・転落で出血や意識レベルが低下している ● ドクターコールが最善と判断したとき（迷ったとき）

「これだけは伝える」内容：ISBARC（アイエスバーク）

Identify 特定	報告する人の所属と氏名、患者の氏名を伝える ➡例「○病棟看護師の○○です。○号室の○○さんについて報告します」
Situation 状況	発生している問題の状況や状態、何を報告したいのかを伝える ➡例「呼吸回数32回、SpO₂ 86%、血圧92/50、脈拍128、体温38.8℃で、呼吸困難を訴えています」
Background 背景	問題に対する背景や経過、身体所見やデータを伝える ➡例「SpO₂が低下していたため酸素5Lマスクで開始し、SpO₂は90%となっています」
Assessment 評価	自分自身の評価を報告する ➡例「頻呼吸、頻脈、血圧の低下、発熱があることから、何かしらの感染による敗血症が疑われます」
Recommendation 提案	依頼・要請・提言または具体的な要望・要請を伝える ➡例「緊急性が高いと考えますので、すぐに診察していただきたいです」
Confirm 確認	医師の口頭指示内容を口頭で復唱し確認する ➡例 医師「血液培養2セット採取、生食500mLを全開で投与しておいてください。すぐに病棟に向かいます」 看護師「血液培養2セット採取と、生食500mL全開で投与ですね」

医師の対応で困ったとき

納得のいく返答がもらえない	もう一度、確認の連絡を入れる。
的確な指示をもらえない	看護師側から指示を**提案する**。 ➡例「血圧低下があるのでノルアドレナリンを0.05γで開始してよろしいでしょうか？」 例「乳酸値を測定し、重症度を判断してもよろしいでしょうか？」 **客観的なスコア**を算出し、重症であることを伝える。 ➡例「qSOFAの3項目をすべて満たしており、緊急度・重症度が高いと考えます」 例「SOFAスコア10点で、前回の状況から急に2点以上上昇しています」
医師が病棟に来ない	再度連絡し、最新の状態を伝え、**緊急性が高い**ので診察して欲しいことを伝える。 ➡それでも病棟に来ない場合は、他の医師(上級医)や別の診療科医師に連絡する(患者の状態悪化防止を最優先にし、医師の問題を明確にしておく)。

ISBARCを用いると、大事なことだけを、要点を絞って伝えることができます。日ごろ先輩・リーダーに報告する際にも意識するとよいでしょう

家族への連絡

家族へ連絡する場面

急変により、心肺蘇生を要する状況になったとき	例	●急激な病状変化で心肺停止の可能性が高い状況 ●緊急手術、緊急カテーテル、気管挿管、人工呼吸器装着など ●心肺蘇生処置が必要になる可能性が高く、DNARについて決定していない

●連絡の遅れはトラブルの原因となる。
●夜勤時など人手が足りないときは、スタッフが協力して時間をつくることが大切となる。

これだけは伝えるポイント

伝えること	例
いつ、どこで、どのような状況になったか	「21時ごろ病室で急に息苦しいと訴え、酸素が下がり、血圧も低くなりました」
どのような対処(処置)を行い、その結果、どのような状態となっているか	「酸素をはじめ、点滴と血圧を上げる薬を使用しました。その結果、少し酸素と血圧は上がってきています」
今後の予測	「何かしらの感染を起こし重症となっており、命にかかわる可能性もあります」
起きていることの深刻度	「重症のショック状態で治療を開始し、少し回復していますが、命にかかわる可能性もあります」
家族などに来てもらうかどうか	「すぐに来院していただきたいです」

病院に向かう際は、あわてず、
落ち着くよう申し添える

- 急変対応から手が離れたら、すみやかに家族などへ連絡する。
  ➡ 声のトーンや口調、言葉の速さに注意し、家族にわかる言葉で
    伝えることが重要。

家族への対応で困ったとき

「DNAR」の場合 (do not attempt resuscitation)	● DNARは、蘇生に成功することがそう多くないなかで蘇生のための処置を試みないこと。決して蘇生可能な状態で治療を中止することではない ● 現時点で、DNARの意思に変更がないかを確認する
蘇生中に、家族が 「患者に会いたい」 と言った場合	● 家族の意向を蘇生チームに伝え、可能な範囲で面会してもらう ● 心肺蘇生時に家族に立ち会ってもらったほうが、家族のPTSD関連症状を軽減できる可能性があるとの報告もある[1]

(Point) 家族への連絡はすみやかに、冷静に

- 家族への連絡は、急変発見時、心肺蘇生開始時にすみやかに行う。
- 最も状況を理解している医師または看護師が、客観的かつ正確な情報を伝える。
  ➡ 家族も医療者も動揺しているため、冷静になり、家族の感情に配慮する。
- 蘇生中止と判断するのは「家族などに連絡がつき、状況を説明し、同意を得られてから」が原則である。
  ➡ 蘇生中止の判断は年齢や疾患、既往による背景の違いで異なるため取り決めは困難である。
- 家族などと連絡が取れず、蘇生中止に関する同意を得られない状況では「CPRを30分実施しても心拍再開しないこと」がひとつの目安となる。

文献
1. Jabre P, Belpomme V, Azoulay E, et al. Family presence during ardiopulmonary resuscitation. *N Engl J Med* 2013 ; 368(11) : 1008-1018.

急変時の記録

適切な記録を残すコツ

いつ記録 するか	●記録は、リアルタイムで行うのがベストである。 ●リアルタイムでの記録が無理な場合は、メモ用紙に「時間と患者の状態、救急処置内容」を記録し、処置が一段落したら、正式な記録として記載する。
記録の方式	●急変時の記録は、**時系列で記載**する。 ●記録の時間は、**機器類とズレがないこと**が理想（心電図モニター、除細動器、12誘導心電図、電子カルテなど）となる。 　➡ズレがあると、後に波形変化を確認するときに「対応と波形が一致しない」などの問題が発生しうる。 ●**全員が確認できる時計**を使用するのが理想である。 　➡難しければ、記録担当者の時計に沿って記載する。 ●救急カートに記録用紙を常備しておく。
役割分担	●記録を記載するスタッフが、できるだけベッドサイドを離れずにすむように、他のスタッフが処置や検査の準備・介助にあたるなど、**役割分担を明確化する**。 ●急変時は、医師からの口頭指示で処置を行わざるを得ない場合も多い。そのような場合には、**口頭指示を受けるナースを決めておく**こと、復唱・再確認・ダブルチェックを徹底することなどで、事故を防ぐ。 　➡対応後、口頭指示も記録に残し、医師に確認・署名してもらう。 ●使用後の薬剤アンプルなどを一時的に保管しておくと、使用薬剤を漏れなく把握することができる。

● リアルタイムで記録するか、メモを逐一とっておき、処置が一段落したら正式に記録する。

➡ 記録を担当するスタッフが記録に専念できるよう、役割分担を明確にする。

記録すべき内容

患者発見時	●時間　●場所　●発見時の状況(姿勢、体位、顔色など) ●バイタルサイン(意識・呼吸・脈拍・血圧・体温) ●主訴、随伴症状　●対応と処置
患者処置時	●時間 ●処置の内容(気道確保、気管挿管、酸素投与、静脈路確保など) ●処置中の患者の状態 ●留置したチューブ・カテーテル類のサイズ、挿入長 ●投与した輸液・救急薬剤(時間、投与量、投与方法) ●実施した緊急検査

記録メモの取り方(例)

時間	患者状態・モニター情報	行った処置やケア	記録者サイン
20:05	声かけに反応なし	応援を呼ぶ	
	呼吸なし		
	脈(頸)なし	エマージェンシーコール	
20:06		胸骨圧迫開始	
20:06'50	チアノーゼあり	救急カート到着	
	末梢冷たい	BVMにて換気開始(30:2)	
20:07	呼吸なし	AED装着	
	脈(頸)なし		
20:07'10		医師到着(Dr.○○)	
20:08		AEDにてショック	
		胸骨圧迫、BVM換気	
		末梢確保(Dr.○○)右前腕20G	
		ソルアセトF開始	○○

病棟システム

病棟での備え

人員	●勤務シフト・勤務人数ごとに、対応法を決めておく。 ●家族への連絡体制(誰が、いつ連絡するか)を決めておく。
物品	●使用物品の場所・準備状態を、スタッフ全員が把握できるようにしておく。 ➡救急カートに、専用の記録用紙を準備しておく。 ➡使用後のアンプル・注射針・シリンジを捨てる専用トレーを準備しておく(針刺し事故防止のため)。
病室	●酸素配管・ボンベの位置:病室ごとの配管の状況をチェックしておき、必要時はすぐに酸素ボンベを準備できるようにしておく。 ●可動式ベッドか:心肺蘇生時、患者の頭部側のスペースを空けられるようにしておく。 ➡病室ごとに「心肺蘇生を行うスペース」をどう確保するか決めておく。処置を行う場所を決めておくとよい。

針刺し発生時の対応

発生直後	●洗浄(流水と石けんによる洗浄)
急変対応後	<当事者> ●上司・感染委員会などへ報告 ●血液検査を行い、専門医の診断を受ける <患者> ●血液検査を実施(必要時は患者の同意を得る) ➡不明の場合は要請として対応

● **NEWS スコア（▶ p2）ハイリスク**の場合は迅速に **RRT（院内迅速
対応チーム）**に連絡できるようにしておく。
● **針刺し事故対応マニュアル**を確認しておく。

人員と物品は、多すぎても少なすぎても、対応困難になる

● 急変対応のための「コードブルーシステム」を効果的に運用するためには、
以下の2点が重要となる。
① 適切な人数、個々の医療者の役割を適性に整備すること
② 上記①の内容を、医療者が共通認識としてもっていること

● 急変対応に必要な人員は5〜6人とされている。
➡ 気道・呼吸の管理に1名、心肺蘇生に1名、静脈路確保・薬剤投与に1
名、記録に1名、全体を管理するリーダー1名。
➡ 余裕があれば、不足した物品・薬剤などを持ってくる補助的な役割を果
たす1名がいるとなおよい。

● 急変対応をスムーズに行うためには、以下のポイントを理解しておくとよ
い。
① 事前に役割を決めておく
➡ 病院全体でコードブルー対応訓練に取り組む。そのために、急変発生時
に誰が駆けつけ、誰が指示を出すのかを決めておく。
② 確実に応援を呼ぶ体制をつくる
➡ 新人看護師が急変を発見した場合には、「早急に応援を呼ぶこと」ができ
るよう指導する。
③ 急変対応にあたる医療者をチームとしてとらえる
➡ 適切に急変対応を行うためには、「声をかけ合い、協力し合う」姿勢が重
要である。各自がバラバラに動くような状態は、適切な急変対応とはい
えない。

文献
1. 後藤順一：Q62 急変発生！医師も看護師も大勢来たが、誰もリーダーシップをとれずに大混乱…．
道又元裕，露木菜緒編著，いまさら聞けない急変対応Q&A，照林社，東京，2018：99．

参考文献

1. 日本蘇生協議会：JRC 蘇生ガイドライン 2020. 医学書院，東京，2020.
2. アメリカ心臓協会：CPR および ECC のガイドライン 2020 ハイライト. https://www.acls.jp/doc/hghlghts_2020eccguidelines_japanese.pdf(2023.1.5 アクセス).
3. 日本高血圧学会：高血圧治療ガイドライン 2019. ライフサイエンス出版，東京，2019.
4. 日本循環器学会，日本冠疾患学会，日本胸部外科学会 他：急性冠症候群ガイドライン（2018 年改訂版）. https://www.j-circ.or.jp/cms/wp-content/uploads/2018/11/JCS2018_kimura.pdf(2023.1.5 アクセス).
5. 日本循環器学会，日本心不全学会，日本胸部外科学会 他：急性・慢性心不全診療ガイドライン（2017 年改訂版）. https://www.j-circ.or.jp/cms/wp-content/uploads/2017/06/JCS2017_tsutsui_h.pdf(2023.1.5 アクセス).
6. 日本頭痛学会・国際頭痛分類委員会 訳：国際頭痛分類第 3 版. 医学書院，東京，2018.
7. 日本神経学会，日本頭痛学会，日本神経治療学会：頭痛の診療ガイドライン 2021. 医学書院，東京，2021.
8. 日本腹部救急医学会，日本医学放射線学会，日本プライマリ・ケア連合学会 他：急性腹症診療ガイドライン 2015. 医学書院，東京，2015.
9. 日本循環器学会，日本医学放射線学会，日本胸部外科学会 他：肺血栓塞栓症および深部静脈血栓症の診断，治療，予防に関するガイドライン（2017 年改訂版）. https://www.j-circ.or.jp/cms/wp-content/uploads/2017/09/JCS2017_ito_h.pdf(2023.1.5 アクセス).
10. 日本アレルギー学会：アナフィラキシーガイドライン 2020. https://anaphylaxis-guideline.jp/wp-content/uploads/2022/12/anaphylaxis_guideline2022.pdf(2023.1.5 アクセス).
11. 日本脳卒中学会：脳卒中治療ガイドライン 2021. 協和企画，東京，2021.
12. 日本循環器学会，日本心臓血管外科学会，日本胸部外科学会 他：2020 年改訂版 大動脈瘤・大動脈解離診療ガイドライン. https://www.j-circ.or.jp/cms/wp-content/uploads/2020/07/JCS2020_Ogino.pdf(2023.1.5 アクセス).
13. 日本集中治療医学会，日本救急医学会：日本版敗血症診療ガイドライン 2020. https://www.jsicm.org/news/news210225.html(2023.1.5 アクセス).
14. Devlin JW, Skrobik Y, Gelinas C, et al. Clinical Practice Guidelines for the Prevention and Management of Pain, Agitation/Sedation, Delirium, Immobility, and Sleep Disruption in Adult Patients in the ICU. *Crit Care Med* 2018; 46(9): e825-e873.
15. 日本腎臓学会：エビデンスに基づく CKD 診療ガイドライン 2018. 東京医学社，東京，2018.

本書に出てくる略語

AED	automated external defibrillator	自動体外式除細動器
AF	atrial fibrillation	心房細動
AFL	atrial flutter	心房粗動
ALS	advanced life support	二次救命処置
BE	base excess	過剰塩基
BLS	basic life support	一次救命処置
BVM	bag valve mask	バッグバルブマスク
CAG	coronary angiography	冠動脈造影
CHDF	continuous hemodiafiltration	持続血液濾過透析
COPD	chronic obstructive pulmonary disease	慢性閉塞性肺疾患
CPR	cardiopulmonary resuscitation	心肺蘇生
CRT	capillary refilling time	毛細血管再充満時間
DC	direct counter shock	直流除細動
DIC	disseminated intravascular coagulation	播種性血管内凝固
DNAR	do not attempt resuscitation	心肺蘇生を行わないこと
ECMO	extracorporeal membrane oxygenation	体外式膜型人工肺
FAST	focused assessment with sonographic for trauma	緊急超音波検査
GCS	Glasgow Coma Scale	グラスゴーコーマスケール
HD	hemodialysis	血液透析
HFNC	high flow nasal cannula oxygen	高流量鼻カニュラ酸素療法
IABP	intraaortic balloon pumping	大動脈内バルーンパンピング法
ICD	implantable cardiac defibrillator	植込み型除細動器
JCS	Japan Coma Scale	ジャパンコーマスケール
NEWS	national early warning score	ニューススコア
NPPV	non-invasive positive pressure ventilation	非侵襲的陽圧換気
PEA	pulseless electrical activity	無脈性電気活動
PSVT	paroxysmal supraventricular tachycardia	発作性上室頻拍
PVC	premature ventricular contraction	心室期外収縮
RRS	rapid response system	院内迅速対応システム
SOFAスコア	sequential organ failure assessment	ソファスコア
SSS	sick sinus syndrome	洞不全症候群
STEMI	ST elevation myocardial infarction	ST上昇型心筋梗塞
VF	ventricular fibrillation	心室細動
VT	ventricular tachycardia	心室頻拍
TTM	targeted temperature management	体温管理療法

索引

和文

欧 文 そ の 他

カバー・本文デザイン：山崎平太（ヘイタデザイン）
カバーイラスト：かたおか朋子　DTP制作：伊藤暢哉（GT BROS）
本文イラスト：ササキサキコ、かたおか朋子

本書は、2013年5月25日第1刷発行の『知ってて安心 急変対応』を改訂・改題したものです。

とにかく使える 急変対応

2013年5月25日　第1版第1刷発行
2022年4月10日　第1版第9刷発行
2023年2月1日　第2版第1刷発行

編　集　道又 元裕
　　　　露木 菜緒
　　　　清水 孝宏
　　　　後藤 順一

発行者　有賀 洋文
発行所　株式会社 照林社
〒112-0002
東京都文京区小石川2丁目3-23
電　話　03-3815-4921（編集）
　　　　03-5689-7377（営業）
https://www.shorinsha.co.jp/
印刷所　共同印刷株式会社

検印省略（定価は表紙に表示してあります）
ISBN978-4-7965-2580-0
© Yukihiro Michimata, Nao Tsuyuki, Takahiro Shimizu, Junichi Goto /2023/Printed in Japan